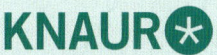

INGE SCHÖPS

# YOGA
## for EveryBody

# Gesunder Rücken

### DIE 20 WIRKSAMSTEN ÜBUNGEN
### BEI RÜCKENSCHMERZEN

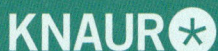

Besuchen Sie uns im Internet:
www.knaur.de

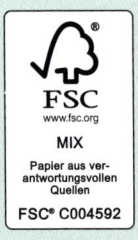

Originalausgabe Januar 2018
© 2018 Knaur Verlag
Ein Imprint der Verlagsgruppe Droemer Knaur
GmbH & Co. KG, München.
Alle Rechte vorbehalten. Das Werk darf – auch teilweise –
nur mit Genehmigung des Verlags wiedergegeben werden.
Redaktion: Ulrike Strerath-Bolz
Covergestaltung: ZERO Werbeagentur GmbH, München
Coverabbildung: Günter Beer (Fotograf)
Rahmen und Hintergrund: FinePic®, München / shutterstock
Innenteil: Alle Übungsbilder von Günter Beer
Alle restlichen Abbildungen, Illustrationen, Schmuckelemente und Hintergründe: Shutterstock.com
Satz: atelier-sanna.com, München
Druck und Bindung: Firmengruppe APPL, aprinta druck, Wemding
ISBN 978-3-426-87786-9

5 4 3 2 1

# Inhalt

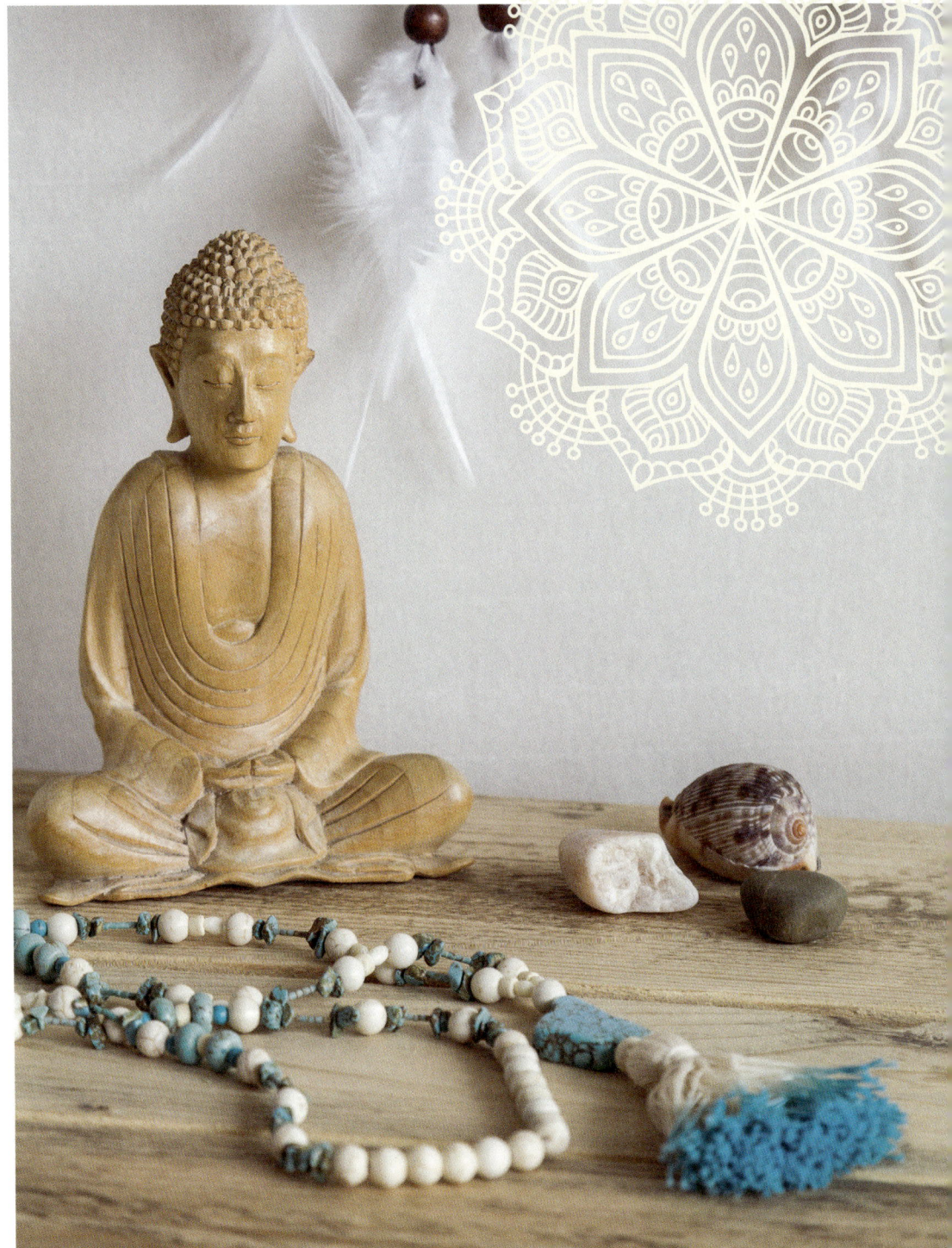

# Kein Kreuz mehr
# mit dem Kreuz

Ich freue mich sehr, dass du dich entschieden hast, aktiv etwas gegen das Kreuz mit dem Kreuz und für einen gesunden Rücken zu tun. Da du dieses Buch in der Hand hältst, vermute ich, dass du ständig oder zumindest sporadisch mit Rückenbeschwerden zu kämpfen hast. Damit bist du wahrlich nicht allein, denn diffuse oder konkrete Rückenschmerzen stehen ganz oben auf der Liste der häufigsten Beschwerden.

## Es besteht Hoffnung

In den allermeisten Fällen entstehen Rückenschmerzen durch eine falsche oder – wie es so schön yogisch heißt – unachtsame Haltung beim Gehen, Stehen, Sitzen und ja – tatsächlich auch beim Liegen. Und durch mangelnde Bewegung. Beides geht zudem noch oft einher mit einer stressreichen Lebensführung. Das kann zu teils massiven und schmerzhaften Muskelverspannungen und Verhärtungen in den Faszienketten führen. Aber das Gute ist: Dies sind alles Umstände, die du konkret selbst beeinflussen kannst.

## Du kannst dir mit Yoga
## selbst helfen

Wahrscheinlich kommst du wie viele andere durch deine Beschwerden zum Yoga – und das ist gut so. Denn Yoga verschafft dir zum einen Linderung und hilft dir bei Schmerzen und Beschwerden. Und zum anderen wirkt Yoga präventiv und beugt Beschwerden vor, sodass du einen positiven Prozess in Gang bringst und Rückfälle vermeidest.

## Es lohnt sich

Die Idee ist, dass du mit den für dieses Buch ausgewählten Übungen langfristig schmerzfrei wirst und bleibst. Und da Yoga auf allen Ebenen wirkt, auf der körperlichen, mentalen und emotionalen, stärkt dir die Praxis im wahrsten und übertragenen Sinne den Rücken.

Und so wünsche ich dir vor allem eines: Mögest du immer ein starkes Rückgrat haben!

*Viel Freude
beim Üben,
deine Inge*

PS: Solltest du irgendwelche Fragen haben, schreibe mich gern an unter info@yoga-on.com.

# Spezifische oder unspezifische Rückenschmerzen – das ist hier die Frage

Rückenbeschwerden sind ein Dauerthema, und kaum jemand bleibt davon in seinem Leben verschont. Dabei unterscheidet die Medizin zwischen spezifischen und unspezifischen Rückenschmerzen.

Spezifische Rückenschmerzen haben eine bestimmte Ursache, z. B. Arthrose, Bandscheibenvorfall, Gelenkverschleiß, Osteoporose, Wirbelbruch, Wirbelgleiten oder Tumore, um die wichtigsten zu nennen. Diese Ursachen machen aber nur ca. 5 bis 10 Prozent aller Rückenbeschwerden aus.

**Attention please!** Bei spezifischen Rückenschmerzen sind zwingend eine medizinische Analyse und eine ärztliche Behandlung erforderlich.

## Unspezifische Rückenschmerzen sind weitverbreitet

Viel weiter verbreitet sind die sogenannten unspezifischen Rückenschmerzen. Sie machen ca. 90 Prozent aller Beschwerden aus, vor allem im unteren Rücken. Auch wenn unspezifische Rückenschmerzen zunächst »nur« unangenehm und schmerzhaft sind, können sie auf Dauer zu Langzeitschäden führen und Knochen, Bandscheiben, Gelenke und Knorpel schädigen. Es lohnt sich also nicht nur kurzfristig, sondern auch langfristig, aktiv etwas für einen gesunden Rücken zu tun.

Die Ursachen für diese 90 Prozent aller Beschwerden sind funktioneller Natur und gehen auf simple, aber schmerzhafte Verspannungen der Rücken- und Hüftmuskulatur und Verhärtungen im Fasziengewebe sowie Dysfunktionen rund um die Lendenwirbelsäule, das Ilio-Sakral-Gelenk und das Kreuzbein zurück.

## Ursachenforschung ist unabdinglich

Das A und O bei Rückenschmerzen ist, herauszufinden, welcher Übeltäter für deine Schmerzen verantwortlich ist. Dann kannst du die entsprechenden Maßnahmen ergreifen und die Ursachen mit recht wenig Aufwand ganz beheben oder deine Beschwerden zumindest deutlich lindern.

## Rückenschmerzen

1. Acht von zehn Deutschen mindestens einmal im Leben.
2. 20 Millionen jährliche Arztbesuche in Deutschland.
3. Die häufigste Ursache für Berufsunfähigkeit.
4. Rund 40 Millionen Fehltage.

# Finde die Ursachen für deine Rückenschmerzen heraus

Für manche Beschwerden gibt es ganz offenkundige Ursachen, manche sind eher versteckter Natur. Bevor du wild irgendwelche Übungen machst, finde heraus, wodurch deine Rückenschmerzen entstehen. Die meisten Beschwerden werden durch falsche bzw. unkontrollierte und unbewusste Körperhaltungen und Körpermuster ausgelöst. Ebenso spielen Stressbelastungen eine große Rolle. So gibt es körperliche, mentale und emotionale Gründe, die deinem Rücken das Leben schwer machen. Und die sind zudem auch noch oft miteinander verwoben.

## »Rückensprüche« gibt es mit gutem Grund

Sprüche wie »Der Rücken trägt die ganze Last«, »sich krumm machen«, »kein Rückgrat haben«, »aufrecht durchs Leben gehen«, »sich nicht hängen lassen«, »sich den Rücken frei halten« suggerieren schon, dass die Gründe für Rückenschmerzen mannigfaltig sein können und auch, aber nicht nur auf körperlicher Ebene entstehen. Dort drücken sie sich lediglich aus. Ohne zu tief in dein Leben eindringen oder gar therapeutisch wirken zu wollen, möchte ich dich deshalb auffordern, dir ein paar Dinge in deinem Leben näher anzuschauen:

**Dein Körper:** Gibt es anatomische Besonderheiten, die Rückenschmerzen begünstigen?

**Dein Beruf:** Gibt es besondere (einseitige) Belastungen? Stehst, gehst, sitzt du viel?

**Dein(e) Hobby(s):** Werden einige Körperpartien besonders belastet? Betreibst du eine bestimmte Sportart intensiv?

**Dein Bewegungsdrang:** Bewegst du dich genug und machst du bewusste Pausen während des Tages, unabhängig von sportlichen Aktivitäten?

**Deine Stressbelastung:** Hast du viel Stress und Sorgen? Zeit- und Leistungsdruck?

## Dein Körper ist schlau – hör auf ihn

Angesichts der Fülle deines Lebens ist es wahrscheinlich nicht immer leicht, die »richtige« Haltung zu bewahren. Dein Körper kompensiert Fehlbelastungen aller Art und entwickelt alle möglichen Schutzhaltungen. Mit den Rückenschmerzen zeigt er dir, dass irgendetwas nicht stimmt. Hör auf ihn!

## Was gilt als »Rückenschmerzen«?

Rückenschmerzen werden von der Medizin als Schmerz zwischen dem unteren Ende des Brustkorbs und dem Becken definiert, also im unteren Rücken. Alle anderen Schmerzen in der Körperrückseite gelten als Nacken- oder Schulterschmerzen. Entsprechend dieser Definition sind Beschwerden im unteren Rücken der Schwerpunkt dieses Buches.

## Kontraindikationen – wann du bestimmte Asanas vermeiden solltest

Manche Yoga-Übungen sind bei bestimmten Beschwerden eher schädlich, und du solltest sie meiden, wenn du diese Beschwerden hast. Solche Kontraindikationen in Bezug auf individuelle anatomische Besonderheiten oder bei bestimmten Beschwerden stehen im dritten und vierten Praxisteil jeweils an der entsprechenden Stelle.

## Kleine Veränderungen – große Wirkung

Greif nicht einfach zu Schmerzmitteln, sondern erkenne deine Körpermuster. Problem erkannt ist zwar nicht sofort Problem gebannt, aber mit kleinen Veränderungen kannst du eine große Wirkung erzielen. In diesem Buch findest du nicht nur die für dich passenden wirksamsten Yoga-Übungen, sondern auch Anregungen und Tipps für kleine, aber feine Veränderungen im Alltag.

## Dein Rücken wird es dir danken

1. Geh sorgsam und achtsam mit deinem Rücken um.
2. Nimm die Signale deines Körpers ernst.
3. Stärke dir im wahrsten und übertragenen Sinne den Rücken.

## Vorsicht! Bitte mach auf gar keinen Fall eine der Übungen …

1. bei akuten, starken Rückenschmerzen.
2. wenn du ohne Vorwarnung plötzlich nach einer unkontrollierten Bewegung einen starken, stechenden Schmerz im unteren Rücken hast und dir keine normalen Bewegungen mehr möglich sind bzw. nur unter starken Schmerzen (dich aufrichten, stehen, gehen, sitzen).
3. wenn du starke Schmerzen hast, die vom Rücken über das Gesäß bis ins Bein ausstrahlen.
4. wenn du Taubheitsgefühle oder gar Lähmungserscheinungen im Rücken oder in den Beinen spürst.
5. wenn du krank bist oder vor Kurzem warst, schwanger bist, dich erschöpft fühlst oder an einer Entzündung oder Infektion leidest.

In solchen Fällen konsultiere einen Arzt.

## Hilfe bei psychischen Störungen

Der Vollständigkeit halber sei erwähnt, dass auch Themen wie deine Ernährungsweise (einseitige Ernährung, starkes Über- oder Untergewicht, Essstörung) und deine psychische Verfassung (Angststörungen, Depressionen etc.) im Zusammenhang mit Rückenschmerzen relevant sind. Sie können jedoch wegen ihrer Komplexität hier nicht behandelt werden. Solltest du betroffen sein, hol dir bitte kompetenten Rat.

# Ein gesunder Rücken dank Yoga

Dass Yoga grundsätzlich bei Rückenschmerzen hilft und vorbeugend wirkt, ist mittlerweile hinlänglich bekannt. Nicht umsonst unterstützen Krankenkassen den Besuch von Yoga-Klassen. Laut einer amerikanischen Studie zeigt sich sogar ein deutlicher Unterschied bei der Einnahme von Schmerzmitteln. Probanden, die Yoga übten, brauchten messbar weniger Medikamente als solche, die nicht übten.

»Yoga scheint eine vernünftige Alternative zu sein, um chronische Schmerzen im unteren Rücken zu behandeln«, so die Schlussfolgerung der Studie. Du bist mit Yoga also auf dem besten Weg zu einem gesunden Rücken.

## Yoga ist immer gut

In normalen Yoga-Klassen gibt es viele Yoga-Übungen, die deinem Rücken guttun. So wirkt die Mobilisation Katze-Kuh dehnend und kräftigend zugleich. Deine Bauchmuskulatur, die deinen Rücken stützt, wird z. B. im Brett und im Boot gestählt. Kobra, Heuschrecke und Brücke eignen sich gut, um deine Rückenmuskulatur zu stärken. Aktive Dehnungen findest du beispielsweise im Herabschauenden Hund, im Dreieck oder im Gedrehten Dreieck, passive z. B. im liegenden Twist oder in der Knie-Brust-Position. Hüftöffnungen sind z. B. die Schusterhaltung oder die Kopf-Knie-Position. All diese Übungen findest du in meinem Buch *YOGA for EveryBody – 44 Basic-Asanas für Einsteiger*. Für mein Rückenbuch habe ich mich auf Asanas konzentriert, die besonders wirksam für deinen gesunden Rücken sind und auch regelmäßig gelehrt werden.

## So funktioniert YOGA for EveryBody – Gesunder Rücken

*YOGA for EveryBody – Gesunder Rücken* richtet sich speziell an dich, um dir bei deinen Rückenschmerzen Linderung zu verschaffen oder Rückenbeschwerden vorzubeugen. Unabhängig davon, ob du alt, jung, berufstätig, sportlich, männlich oder weiblich bist, ob du schon Yoga praktizierst oder nicht. Manche der Übungen werden dir leichter fallen als andere. Ich habe sie auf jeden Fall so beschrieben, dass du sie alleine üben kannst. Wenn eine Asana etwas komplexer ist, biete ich dir einfachere Varianten an, sodass du sowohl als Yoga-Einsteiger als auch als schon Yoga-Übender mit dem Buch zurechtkommst.

## Vorbeugen ist noch besser

Auch wenn du keine akuten Rückenschmerzen (mehr) hast, kannst du mit einer regelmäßigen Praxis der Übungen in diesem Buch Beschwerden vorbeugen. Denn: Ein gesunder, starker Rücken durch Prävention ist das Allerbeste!

# Warum diese 20 Übungen?

Ich habe für dieses Buch speziell solche Asanas ausgesucht, die deinen Rücken stark und gleichzeitig geschmeidig machen. Sie lockern, kräftigen und dehnen deine Wirbelsäule. Sie stärken deine Muskulatur und sorgen so für eine gute Körperhaltung. Du bewegst und entlastest mit ihnen deine Bandscheiben, löst Verspannungen und Verkrampfungen, insbesondere im unteren Rücken, und verbesserst deine Durchblutung.

## Die einzelnen Elemente der Übungssequenzen

▸ Du kannst dir einzelne Übungen aussuchen, kleine Übungssequenzen hintereinander üben oder natürlich alle Übungen zu einer kompletten Praxis kombinieren.

▸ So kannst du dir wie in einem Baukastensystem deine Praxis selbst zusammenstellen, je nachdem, was du brauchst, je nach Tageszeit, nach Energielevel und körperlichen oder situationsabhängigen Belastungen und Bedürfnissen.

## Praxisteil 1: Starker Rücken – guter Rücken

Im ersten Teil geht es darum, deinen Rücken von allen Seiten zu stärken, zu kräftigen und zu stabilisieren. Diese Übungen eignen sich auch sehr gut für eine morgendliche Praxis – ob zur Prävention oder aus akutem Anlass.

### »Stärke deine Bauchmuskulatur«

Du stärkst deine tief liegende Bauchmuskulatur, die für eine gute Aufrichtung sorgt, dir körperliche, mentale und emotionale Stabilität schenkt, deine Wirbelsäule vor Verletzungen schützt und Rückenschmerzen lindert. Circa 10 bis 15 Minuten.

### »Stärke deine Rückenmuskulatur«

Du stärkst die Rückenmuskulatur, die deinen unteren Rücken stützt, und löst zugleich Verspannungen in der Brustwirbelsäule und deren umliegender Muskulatur. Gleichzeitig bekommst du noch einen Frischekick, da dein zentrales Nervensystem belebt wird. Circa 10 bis 15 Minuten.

## Praxisteil 2: Geniale Dehnungen bei Verspannungsschmerzen

Im zweiten Teil geht es darum, deinen Rücken in alle Richtungen zu dehnen, zu lockern und geschmeidig zu machen. Diese Übungen eignen sich eher für den Abend, da sie sehr beruhigend und entspannend wirken.

### »Dehne deinen Rücken aktiv«

Du gehst aktiv in tiefe Dehnungen und löst Verspannungsschmerzen in der Wirbelsäule, in der rumpfaufrichtenden Muskulatur und in der Hüftmuskulatur. Gleichzeitig regulierst du mit den Twists noch deine Verdauung und profitierst von der beruhigenden Wirkung der Vorbeugen. Circa 10 bis 15 Minuten.

### »Dehne deinen Rücken passiv«

Du lässt dich passiv in tiefe Dehnungen gleiten, löst durch das Loslassen nicht nur Verspannungen in der Wirbelsäule und in der Muskulatur, sondern auch mentale und emotionale Anspannung. Entspannung pur! Circa 10 bis 15 Minuten.

### Praxisteil 3: Übungssequenzen nach anatomischen Besonderheiten

Hier findest du die wirksamste(n) Übung(en) aus dem ersten und zweiten Praxisteil, die auf deine anatomischen Besonderheiten wie z. B. Rundrücken eingehen und dir bei daraus resultierenden oder bei anderen Beschwerden wie z. B. Ischiasbeschwerden Linderung verschaffen.

### Praxisteil 4: Übungssequenzen nach Belastungen

Hier findest du die wirksamste(n) Übung(en) aus dem ersten und zweiten Praxisteil, die dir bei Beschwerden aufgrund deiner persönlichen Lebensumstände Linderung schenken – seien es Belastungen durch deinen Beruf wie z. B. sitzende Tätigkeiten, deine Hobbys wie z. B. Laufen oder einseitige Belastungen in Beruf und Sport.

### Erst lesen, dann üben

‣ Für jedes Kapitel gibt es eine Aufmacherseite und eine kurze Erläuterung zu den Besonderheiten des Kapitels.

‣ Den ersten und zweiten Praxisteil kannst du als Prävention und bei Beschwerden in Sequenzen üben. Nach einer Aufmacherseite wird die Wirkung der jeweiligen Übungssequenz beschrieben. Jede Asana ist mit einem oder mehreren Bildern illustriert. Wenn es sich anbietet, gibt es verschiedene Varianten der Asana. Die Ausrichtung deines Körpers wird detailliert beschrieben. Lies dir bitte zunächst die Anleitung durch und schau dir die Fotos an, sodass du eine klare Vorstellung von der Übung hast, bevor du sie ausprobierst.

‣ Am Ende des ersten und zweiten Praxisteils findest du die jeweilige Sequenz in Fotos dargestellt. Mit etwas Übung brauchst du dir nur noch die Fotos anzuschauen, und du weißt aus der Erinnerung und durch das Lernen deines Körpers, wie du dich in der Asana ausrichtest.

‣ Im dritten und vierten Praxisteil findest du die genau passenden Übungen für deine konkreten Beschwerden oder persönlichen Belastungen. Dort gibt es auch noch Erläuterungen zu den Besonderheiten der jeweiligen Beschwerden oder Belastungen.

‣ Ganz am Schluss findest du Tabellen, in denen du auf einen Blick siehst, welche Übungen bei welchen Besonderheiten oder Belastungen wirksam sind.

‣ Nimm dir nach dem Üben immer einen Moment Zeit, um nachzuspüren, egal ob du nur eine Asana oder alle 20 geübt hast.

# Grundverständnis für deine Wirbelsäule

Bevor du mit der Praxis startest, möchte ich dir gern ein Grundverständnis für deine Wirbelsäule und ihr Bewegungsspektrum vermitteln. Damit und mit einem Bewusstsein für die natürlichen Lordosen in der Hals- und Lendenwirbelsäule (Krümmung nach vorn) und der Kyphose in der Brustwirbelsäule (Krümmung nach hinten), die bei jedem Menschen mehr oder weniger stark ausgeprägt sind, lassen sich Rückenbeschwerden besser verstehen und in der Folge beheben.

## Ohne Wirbelsäule geht gar nichts

Die Wirbelsäule sieht aus wie zwei aufeinandergestapelte »S«, was oft die »Doppelte S-Krümmung« genannt wird. Sie ermöglicht uns eine aufrechte Haltung, sodass wir uns in alle Richtungen bewegen können, und ist dabei für unsere Statik zuständig. Damit hat sie einiges zu tun in Anbetracht der vielen Bewegungsabläufe, die es vom »einfachen« Gehen – was auch schon ein sehr umfangreicher Ablauf ist – bis hin zu komplexesten sportlichen Höchstleistungen gibt. Damit aber nicht genug: Sie schützt das Gehirn wie ein Stoßdämpfer und umhüllt das Rückenmark im Rückenmarkskanal.

## Der Aufbau der Wirbelsäule

Die Wirbelsäule ist – wie der restliche menschliche Körper auch – ein kleines Kunstwerk. Sie besteht aus 33 Wirbeln. Jeder Wirbel wiederum besteht aus dem Wirbelkörper, der die tragende Funktion übernimmt, dem Wirbelbogen, der das Rückenmark wie einen Heiligen Gral beschützt, den Facettengelenken, die die Wirbel miteinander verbinden, und den Gelenkfortsätzen, an denen die Muskulatur ansetzt. Die Bandscheiben liegen zwischen den Wirbeln wie Stoßdämpfer, die jede Bewegung abfedern und verhindern, dass die Wirbel aufeinander reiben.

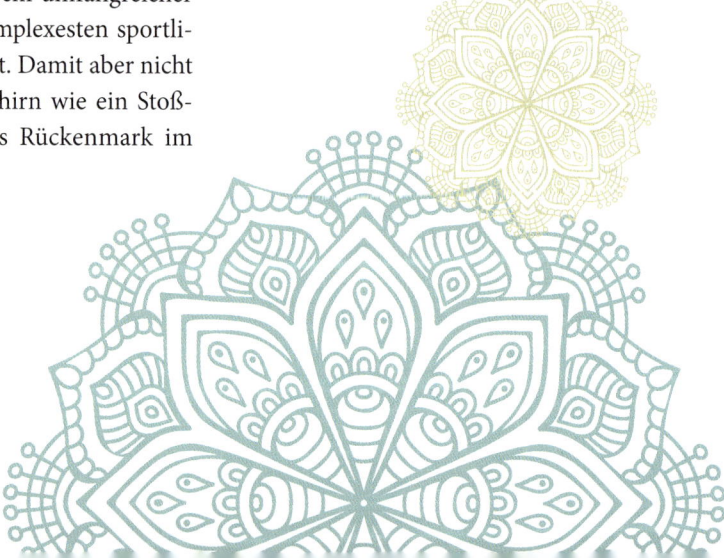

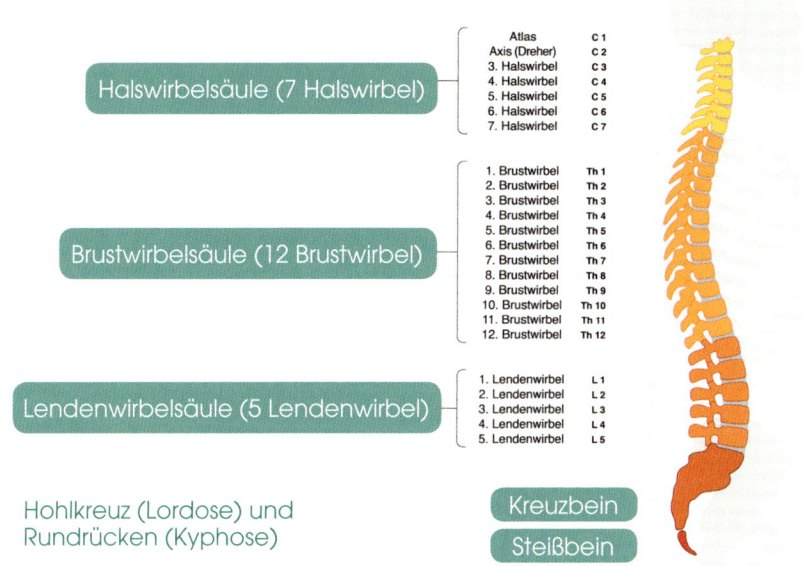

| | |
|---|---|
| **Halswirbelsäule (7 Halswirbel)** | |

| Atlas | C 1 |
|---|---|
| Axis (Dreher) | C 2 |
| 3. Halswirbel | C 3 |
| 4. Halswirbel | C 4 |
| 5. Halswirbel | C 5 |
| 6. Halswirbel | C 6 |
| 7. Halswirbel | C 7 |

| 1. Brustwirbel | Th 1 |
|---|---|
| 2. Brustwirbel | Th 2 |
| 3. Brustwirbel | Th 3 |
| 4. Brustwirbel | Th 4 |
| 5. Brustwirbel | Th 5 |
| 6. Brustwirbel | Th 6 |
| 7. Brustwirbel | Th 7 |
| 8. Brustwirbel | Th 8 |
| 9. Brustwirbel | Th 9 |
| 10. Brustwirbel | Th 10 |
| 11. Brustwirbel | Th 11 |
| 12. Brustwirbel | Th 12 |

**Brustwirbelsäule (12 Brustwirbel)**

| 1. Lendenwirbel | L 1 |
|---|---|
| 2. Lendenwirbel | L 2 |
| 3. Lendenwirbel | L 3 |
| 4. Lendenwirbel | L 4 |
| 5. Lendenwirbel | L 5 |

**Lendenwirbelsäule (5 Lendenwirbel)**

Hohlkreuz (Lordose) und
Rundrücken (Kyphose)

**Kreuzbein**

**Steißbein**

## Deine Wirbelsäule braucht Teamplayer

All diese Mitspieler rund um deine Wirbelsäule und noch Bänder, Sehnen und das Fasziengewebe dazu müssen wie ein gut eingespieltes Team zusammenwirken, damit dein Rücken gesund wird und bleibt. Umgekehrt ausgedrückt, kann jedes Teammitglied Verursacher von mehr oder weniger stark ausgeprägten Schmerzen sein.

## Besonders gefährdet – die Lendenwirbelsäule

Der schwächste Punkt der Wirbelsäule ist sehr häufig in der Lendenwirbelsäule, und zwar dort, wo die Kyphose am weitesten nach innen gewölbt ist. Genau da gibt es die meisten Beschwerden und die häufigsten Bandscheibenvorfälle. Deshalb sind die Asanas aus dem ersten und zweiten Praxisteil zur Kräftigung der Muskulatur rund um die Lendenwirbelsäule besonders wichtig, um diesem stark belasteten Körperteil mehr Halt und Stabilität zu geben.

## Das Bewegungsspektrum deiner Wirbelsäule

Alle Yoga-Übungen orientieren sich im Wesentlichen an der Wirbelsäule, um diese zu stärken und geschmeidig zu halten. Gleichzeitig trainierst du automatisch auch das gesamte Team. In den Asanas findest du das Bewegungsspektrum der Wirbelsäule wieder:

1. Neutrale Haltung: Die Wirbelsäule ist in ihrer natürlichen doppelten S-Form ausgerichtet. Entwickle eine klare Vorstellung, wie stark ausgeprägt deine Lordosen und deine Kyphose sind.
2. Vorbeuge: Bei Vorbeugen wird deine gesamte Körperrückseite gestreckt. Insbesondere die Lendenwirbel werden entlastet, und deine Rückenmuskulatur wird entspannt und gedehnt.
3. Rückbeuge: Rückbeugen entstehen aus der Brustwirbelsäule und strecken deine Körpervorderseite. Dabei werden die Brustwirbel entlastet und deine Rücken- und Bauchmuskulatur bei aktiven Rückbeugen gestärkt.
4. Twist (Rotation): Die Drehungen um deine eigene Achse vitalisieren deine Wirbelsäule und lösen Verspannungen in der Rückenmuskulatur.
5. Seitbeuge: Sie komprimieren die Wirbelsäule auf der einen Seite und ziehen sie auf der anderen auseinander, sie aktivieren und entlasten deine Wirbelsäule gleichzeitig.

## Dein Körper ist so, wie er ist

Je nachdem, welche anatomischen Voraussetzungen du mitbringst und wie deine Wirbelsäule und ihr Team zusammenspielen, wird dir die eine Asana leichter fallen, die andere schwerer. Akzeptiere deinen Körper so, wie er ist, und respektiere seine Grenzen.

# Tipps für die Praxis

Das Schöne am Yoga ist, dass du immer und überall üben kannst. Du musst nicht einmal immer stundenlang auf die Matte gehen, sondern kannst auch mit deutlich weniger Zeit einen großen Effekt erzielen. Außerdem kannst du viele der in diesem Buch genannten Asanas auch einfach mal zwischendurch üben, um dir Stärkung, Entlastung oder Entspannung zu verschaffen.

## Stell dir deine persönliche Praxis zusammen

Du kannst zwischen den einzelnen Sequenzen hin und her wechseln und mal die eine, mal die andere üben. Oder du pickst dir aus jedem Kapitel die Asanas raus, die dir besonders guttun. Oder du übst nur konkret die Asanas für deine persönlichen Beschwerden oder Belastungen, ganz wie du willst. Hauptsache, du tust es!

## Wann und wie oft solltest du üben?

1. Ideal wäre es natürlich, wenn du täglich übst. Integriere die Praxis morgens und/oder abends in deinen Alltag, wie das Zähneputzen.
2. Übe lieber nur 10 bis 15 Minuten täglich, als nur einmal die Woche eine Stunde. So viel Zeit ist immer. Und die solltest du dir wert sein.
3. Wenn du eine Sequenz übst, wäre es besser, wenn du vorher länger nichts gegessen hast, bis zu vier Stunden vorher nichts Schweres und zwei Stunden vorher nur Leichtes.
4. Sollte dich aber der Schmerz gerade besonders plagen, kannst du weniger anstrengende Übungen auch jederzeit ausüben. Da heißt es Prioritäten setzen.

## Was brauchst du zum Üben?

1. Wenn du zu Hause übst, ist eine rutschfeste Yoga-Matte hilfreich. Auch ein Kissen, ein Block und eine Decke können dir die Praxis angenehmer machen. Bequeme Kleidung ist ebenfalls förderlich.
2. Wenn du unterwegs oder im Büro übst, dann lockere gegebenenfalls deine Kleidung. Öffne deinen Gürtel, deine Hose, deinen Rock, deine Krawatte, damit du dich uneingeschränkt bewegen kannst.

## Wann solltest du nicht üben?

Abgesehen von den bereits genannten starken akuten Rückenschmerzen solltest du besondere Vorsicht walten lassen bzw. nicht üben, wenn du krank bist oder vor Kurzem warst, schwanger bist, dich erschöpft fühlst oder an einer Entzündung oder Infektion leidest.

## Last but by not least: »No pain no gain« ist out

Grundsätzlich gibt es im Yoga die goldene Regel: »Alles kann, nichts muss.« Das bedeutet, dass du nicht an oder gar über deine Schmerzgrenze hinaus in die Asana gehst. Und bei Rückenbeschwerden gilt diese Regel erst recht.

1. Probiere die einzelnen Asanas achtsam und vorsichtig.
2. Beobachte und spüre genau, was in deinem Körper vorgeht.
3. Erforsche deinen Körper, ohne irgendetwas zu erzwingen.
4. Jede Asana soll sich gut anfühlen.
5. Stimme dich gegebenenfalls mit einem Yoga-Lehrer vor Ort ab, der dich unterstützt und kleine Fehlhaltungen, die sich schnell einmal in die Praxis einschleichen, korrigiert.

*Und jetzt kann es losgehen!*

# PRAXISTEIL

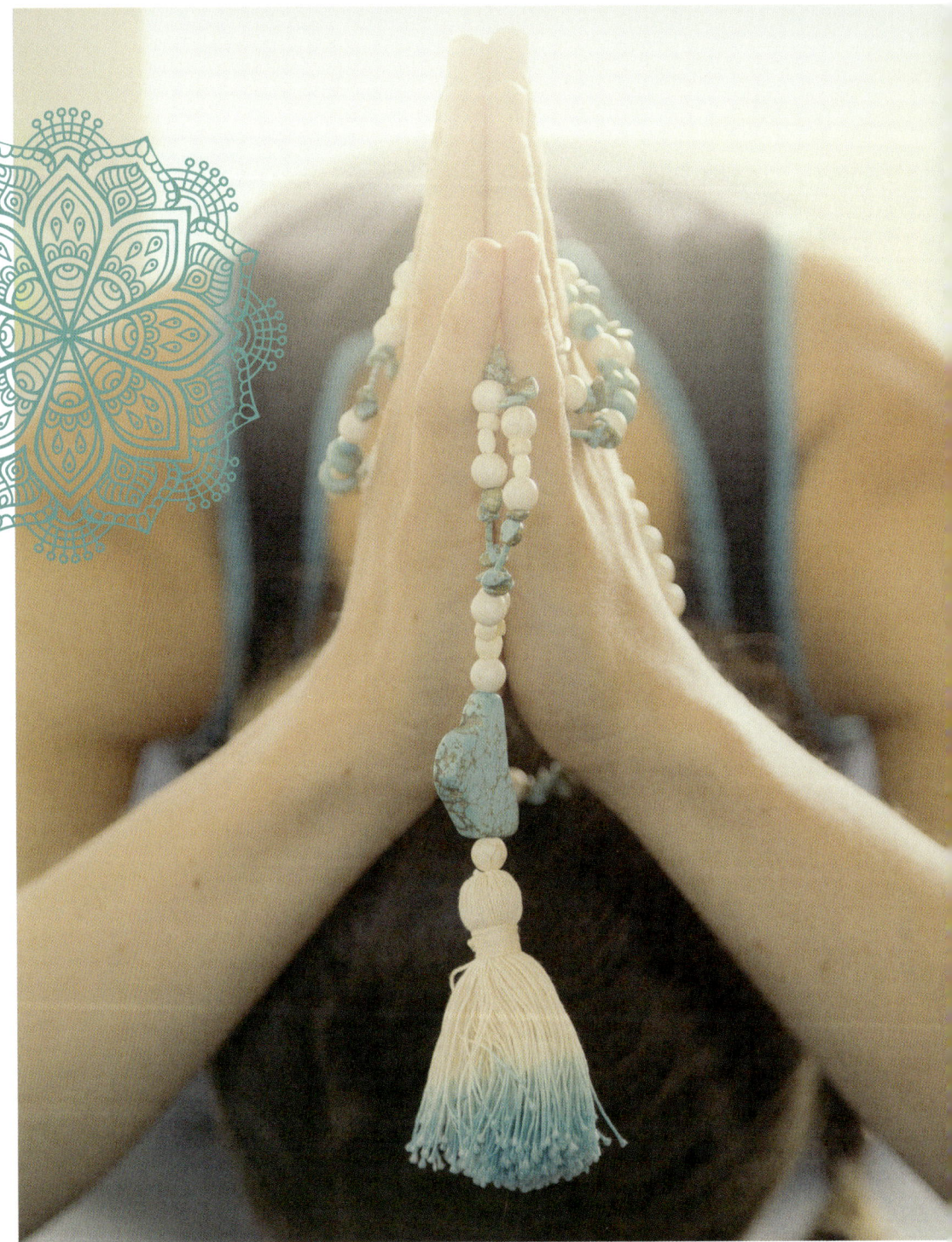

# Nimm Kontakt zu dir auf ...

## ... am Anfang deiner Praxis

Nimm dir immer am Anfang deiner Praxis einen kurzen Moment Zeit, um genau in deinen Körper und Geist hineinzuspüren.

1. Wie fühlt sich dein Körper gerade an? Wo spürst du Verspannungen und/oder Schmerzen?
2. Und wo du schon dabei bist: Wirf ebenso einen Blick auf deine Gedanken- und Gefühlswelt. Was beschäftigt dich gerade und stresst dich vielleicht? Vergiss die Betrachtung deines mentalen und emotionalen Zustandes nicht! Auch wenn dieser bei herkömmlichen Behandlungen und Therapien oft nicht im Fokus steht, ist er im Yoga essenziell wichtig.

## ... während der Praxis

Behalte den Kontakt zu dir während der ganzen Praxis, egal ob du eine oder alle 20 Asanas übst.

1. Atme bewusst und tief während deiner Praxis durch die Nase ein und aus. Verlängere die Ausatmung. Dadurch aktivierst du den Parasympathikus-Nerv, der für die Entspannung zuständig ist.

## ... und am Ende deiner Praxis

Nimm dir auch am Ende deiner Praxis einen kurzen Moment Zeit, um genau in deinen Körper und Geist hineinzuspüren. Möglicherweise – ziemlich wahrscheinlich sogar – nimmst du Unterschiede wahr.

## Spüre den Unterschied

1. Mit etwas Praxis kannst du immer feiner wahrnehmen, welche Signale dein Körper und dein Geist aussenden und wie die einzelnen Asanas bei dir wirken.
2. Mach dir Notizen dazu – so kannst du den Unterschied zwischen »vorher« und »nachher« und eine Entwicklung über die Zeit besser sehen.

**Attention please!** Bevor du übst, kläre bitte auf jeden Fall die Ursachen deiner Rückenschmerzen. Übe nicht, wenn du starke oder gar extreme Schmerzen, einen Bandscheibenvorfall, Lähmungen, starkes Kribbeln oder Taubheitsgefühle hast, krank bist oder vor Kurzem krank warst. In diesen Fällen konsultierst du bitte zunächst einen Arzt.

## Alle Praxisteile auf einen Blick

Praxisteil 1:
Stärke deinen größten »Rückenmuskel«, die Bauchmuskulatur, und stärke deinen »Libero« – deine Rückenmuskulatur.
Praxisteil 2:
Dehne deinen Rücken aktiv und passiv.
Praxisteil 3:
Übungssequenzen nach Beschwerden
Praxisteil 4:
Übungssequenzen nach Belastungen

# STARKER RÜCKEN – GUTER RÜCKEN

# Stärke deinen größten »Rückenmuskel« – deine Bauchmuskulatur

Bei der Betrachtung von Rückenschmerzen ist es unabdingbar, sich mit der Bauchmuskulatur, insbesondere mit der tief liegenden Bauchmuskulatur, zu beschäftigen. Sie gibt dem Rücken die innere Stabilität und den inneren Halt. Leider wird gerade die tief liegende Bauchmuskulatur oft vernachlässigt, obwohl sie sozusagen dein wichtigster und größter »Rückenmuskel« ist. In dem Sinne, dass sie deinen Rücken wie ein Airbag schützen kann, um alle Bewegungen schad- und schmerzfrei mitzumachen. Deshalb drehen sich in diesem Kapitel alle fünf Asanas um deine tief liegende Bauchmuskulatur. Denn diese zu stärken ist die beste Methode und die effektivste Prävention für einen gesunden Rücken. Nebenbei stärken und kräftigen die fünf Asanas zusammen deinen gesamten Körper, manche die Beine, manche die Arme und Schultern. Ein kleines, aber effektives Ganzkörpertraining.

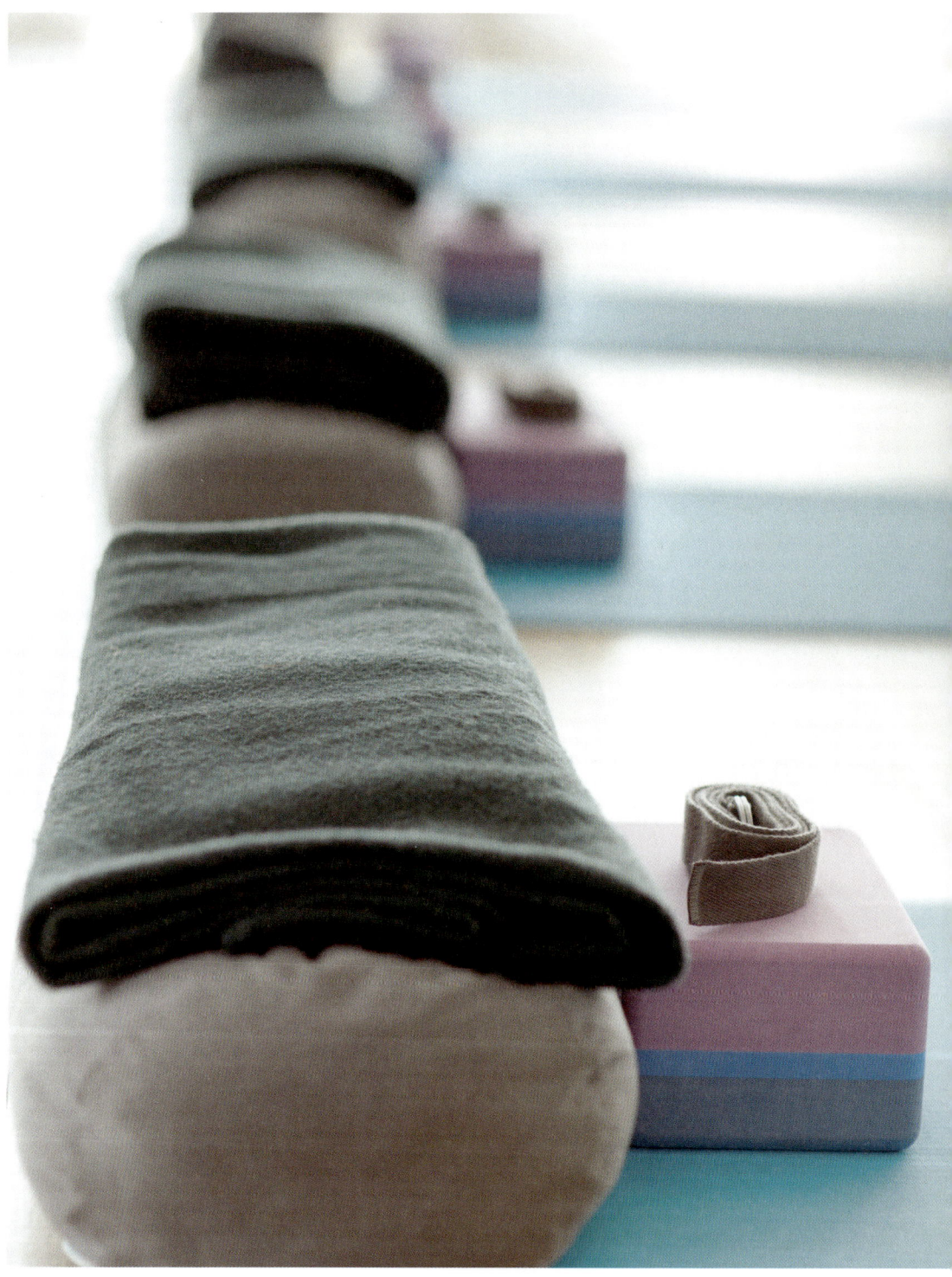

# Der Prinz, sein Hofstaat, die Diener und Dornröschen

Damit du ein besseres Verständnis für die Wichtigkeit deiner Bauchmuskulatur im Zusammenhang mit einem gesunden Rücken entwickelst, gibt es erst einmal eine kleine, vereinfachte Bauchmuskelkunde. Voilà die wesentlichen Bauchmuskeln, die maßgeblich an deinem Bewegungsspektrum und an deiner inneren Stabilität beteiligt sind:

## Der Prinz:
## der gerade Bauchmuskel
## (Musculus rectus abdominis)

Er steht immer im Rampenlicht, wenn es um die Bauchmuskulatur geht, wird in unzähligen Fitness-Crunches gestählt und auch gern, wenn gut ausgeprägt, gezeigt. Er ist zwar als »Six-Pack« bekannt, ist aber tatsächlich ein »Eight-Pack«, da er aus acht Muskelpaketen besteht, die den geraden Bauchmuskel bilden. Er verläuft an der Körpervorderseite von der Mitte des Brustkorbs bis zum Schambein und ist dafür zuständig, dass du den Oberkörper zu den Beinen oder die Beine zum Oberkörper ziehen kannst.

## Der Hofstaat:
## die schräg verlaufende Bauch-
## muskulatur
## (Musculus obliquus abdominis)

Die schräg verlaufende Bauchmuskulatur ist auch noch recht prominent und wird oft bewusst mit seitlichen Crunches trainiert. Sie zieht sich an der Körpervorderseite diagonal über die Flanken und verbindet sich auf der sogenannten Mittelnaht (Linea alba) mit der geraden Bauchmuskulatur. Sie hat zwei Anteile (internus und externus). Kontrahierst du sie einseitig, ist sie dafür zuständig, dass du dich seitlich beugen und zur Seite drehen kannst. Kontrahierst du beidseitig, unterstützen sie auch deinen Rectus abdominis bei der Vorbeuge.

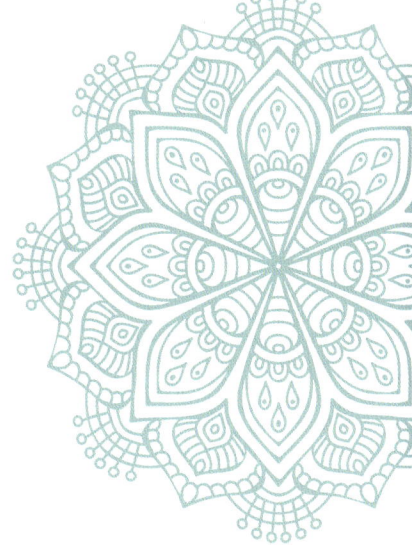

### Die Diener: die quadratischen Lendenmuskeln (Quadratus lumborum)

Sie gehören zu den tiefen Rumpfmuskeln und liegen zwischen der untersten Rippe und dem Becken und sind ebenso entscheidend für eine aufrechte Haltung.

### Die Hüftbeuger (Iliopsoas)

Sie gehören eigentlich nicht zur Bauch-, sondern zur Hüftmuskulatur, stehen der Bauchmuskulatur aber helfend zur Seite. Die großen Lendenmuskeln (Psoas major) gehen beidseitig von deinen Lendenwirbeln aus über dein Becken zur Innenseite deiner Oberschenkel. Zusammen mit deinen Darmbeinmuskeln (Iliacus), die auch vom Becken zum jeweiligen Oberschenkel gehen, bilden sie die Hüftbeuger. Sie unterstützen Aktionen der Bauchmuskeln, die mit einer Hüftbeugung einhergehen, wie z. B. im Stand das Bein anzuheben.

### Dornröschen: die tief liegende Bauchmuskulatur (musculus transversus abdominis)

Wie Dornröschen schlummert die tief liegende Bauchmuskulatur vor sich hin und fühlt sich in keiner Bewegung angesprochen, wenn sie nicht bewusst aktiviert wird. Die quer verlaufende Muskulatur liegt unter den schrägen Bauchmuskeln und verläuft zwischen den Rippen und dem Becken waagerecht rund um den Bauch. Dummerweise brauchst du sie nicht unbedingt, um dich zu bewegen. Du kannst auch ohne sie alle Bewegungen in alle Richtungen durchführen. ABER: Es ist ein gewaltiger Unterschied, ob du sie aktivierst oder nicht! Sie gibt dir bei jeder Bewegung, ob seitlich, nach vorn oder nach hinten, Halt und Stabilität von innen.

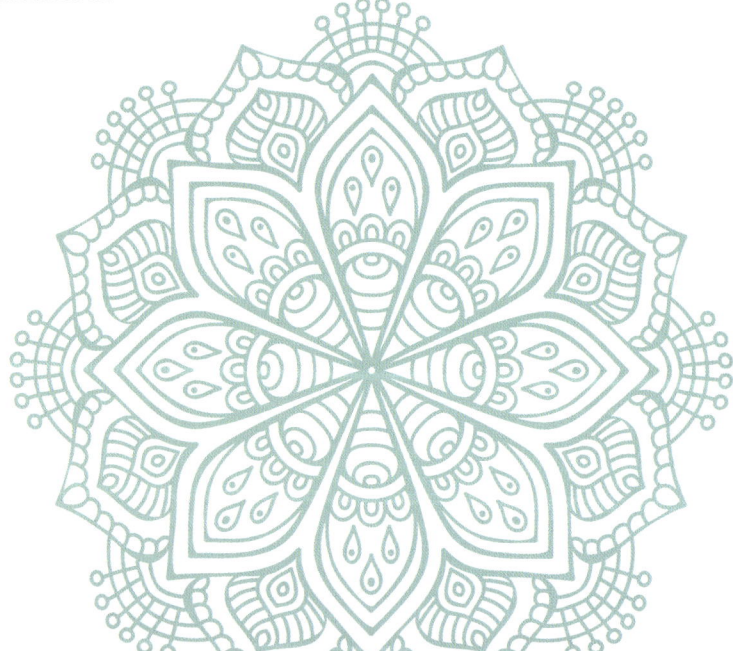

## Küsse Dornröschen wach! Aktiviere deine tief liegende Bauchmuskulatur – das A und O für einen gesunden Rücken

Diese tief liegende Bauchmuskulatur ist entscheidend für einen gesunden Rücken, wird aber oft vernachlässigt. Sie fühlt sich erst durch eine langsame Ausatmung angesprochen und aktiviert, sonst lässt sie nur die anderen arbeiten.

### Probier es aus

Setze dich aufrecht und bequem auf einen Stuhl.

**Atme ein** vom Schambein hoch zu den Schultern wie aus einem Trichter heraus.

**Atme aus** von den Schultern wieder zurück zum Schambein wie in einen Trichter hinein. Aktiviere deine tief liegende Bauchmuskulatur, indem du dein Schambein hoch zum Bauchnabel ziehst und diesen sanft nach innen.

**Airbag-Effekt:** Spüre die Aufrichtung in deinem Becken und die Kompaktheit rund um deine Lendenwirbelsäule. Diese Aktion schützt deinen unteren Rücken wie ein Airbag oder als würdest du ein Korsett tragen.

## Core Integration in der Asana-Praxis

In der Yoga-Praxis ist der Begriff »Core Integration« mittlerweile ein gängiger Ausdruck und bedeutet genau diese Aktivierung der tief liegenden Bauchmuskulatur. Du aktivierst sie schon, bevor du in die Bewegung gehst:

1. Im ersten Drittel der Ausatmung aktivierst du deine tief liegende Bauchmuskulatur, indem du dein Schambein hoch zum Bauchnabel ziehst und diesen sanft nach innen.
2. Im zweiten und dritten Drittel der Ausatmung vertiefst du die Aktivität und gehst in die Bewegung.

**Attention please!** Halte deine tief liegende Bauchmuskulatur bei allen Übungen in diesem Kapitel die ganze Zeit aktiv. Spanne sie in der Ausatmung immer wieder bewusst an.

**Übrigens** … in den traditionellen Yoga-Schriften gibt es nahezu eine Entsprechung zu »Core Integration«, nämlich die Aktivierung der Bandhas. Dazu mehr auf Seite 44.

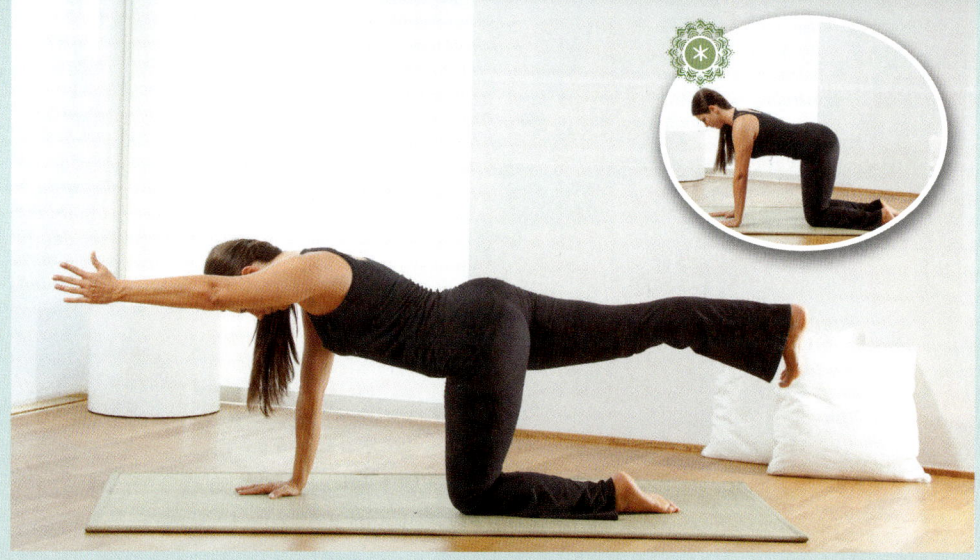

Komm auf deine Hände und Knie und richte deine Handgelenke unter den Schultergelenken und die Kniegelenke unter den Hüftgelenken aus.

Spreize die Finger weit auf und verteile dein Gewicht gleichmäßig auf die Hände und Knie. Dreh deine Unterarme leicht nach innen, deine Oberarme jedoch leicht nach außen, damit sich deine Schultern öffnen. Deine Wirbelsäule ist neutral, d.h. in ihrer natürlichen Doppel-S-Form. Auch dein Nacken bleibt lang.

Atme ein, verlagere dein Gewicht auf die rechte Hand und das linke Knie und strecke deinen linken Arm nach vorn. Atme lang aus und zieh deine Bauchmuskeln nochmals an, indem du dein Schambein und deine unteren Rippen zusammenziehst und den Bauchnabel nach oben und innen. Streck dabei das rechte Bein nach hinten aus. Zieh über deine gesamte Länge von den Fingerspitzen nach vorn bis in die Zehen nach hinten. Halte deinen Rücken gerade und stabilisiere dich, indem du den Fußspann in den Boden drückst.

**Remember …**
»Küsse dein Dornröschen wach!«

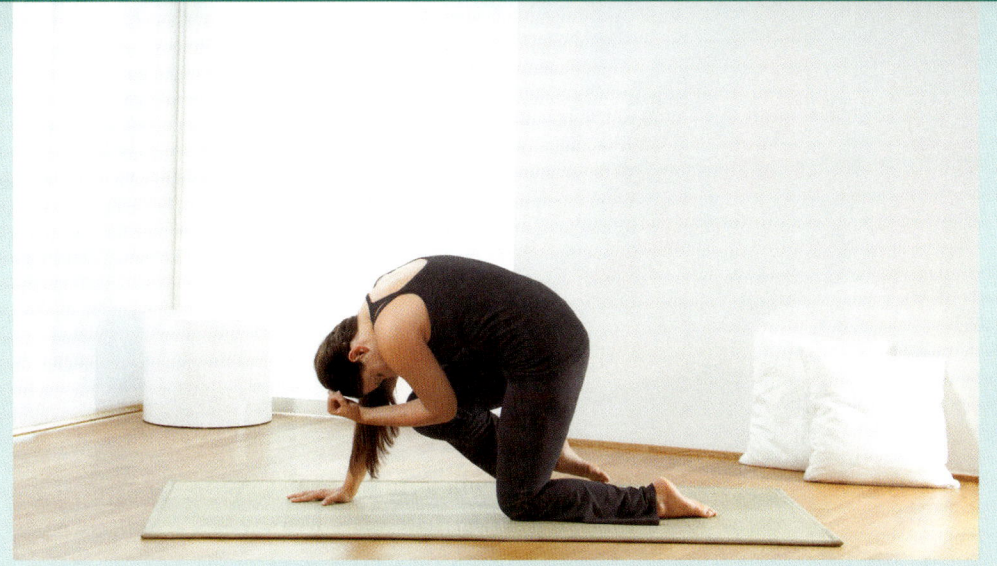

Atme ein und zieh dich nochmals lang auseinander. Atme aus und bring dein rechtes Knie und deinen linken Ellbogen zusammen. Runde dabei den Rücken so weit wie möglich und höhle gleichzeitig deinen Bauch aus, zieh deine Coremuskeln also richtig schön fest an. Das sind genau die Bauchmuskeln, die deinen unteren Rücken schützen.

Wiederhole die beiden Asanas im Rhythmus deiner Atmung drei bis fünf Mal und wechsle dann die Seite.

**▌Übrigens ...**
Leg dir eine Decke unter die Knie, wenn sie sensibel und druckempfindlich sind.

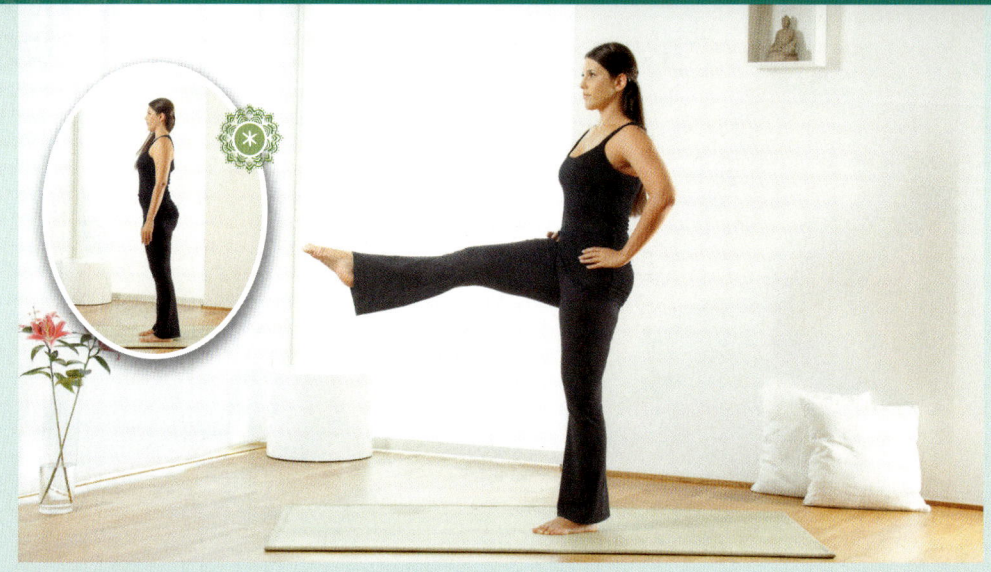

Stell dich aufrecht hin in die Bergposition, Tadasana.

**B**ring deine Großzehballen zusammen und dreh die Fersen leicht nach außen. Zieh deine Kniescheiben hoch und spanne die Oberschenkel ein bisschen an. Heb dein Schambein hoch zum Bauchnabel und spüre, wie du dadurch deine Mitte stabilisierst. Entspanne die Schultern weg von den Ohren und zieh die Fingerspitzen nach unten, das Brustbein dabei hoch. Zieh die Krone deines Kopfes nach oben und senke dein Kinn einen Hauch in Richtung Brustbein ab, um so Länge in der Halswirbelsäule zu erzeugen. Deine Füße pressen dabei in den Boden.

Setze deine Hände an die Hüften und drücke diese leicht nach unten. Atme ein, aktiviere deine Mitte und hebe in der Ausatmung dein rechtes Bein mit gestrecktem Fuß, so hoch es geht. Bleib dabei aufrecht stehen und stabil in deiner Körpermitte. Hier ist nicht nur Beinaktivität gefordert, sondern auch reichlich Coreaktivität. Dein Iliopsoas unterstützt deine tief liegende Bauchmuskulatur (siehe »Kleine Bauchmuskelkunde«). Sobald du merkst, dass du im unteren Rücken rund wirst, senkst du dein Bein ein wenig ab oder wählst eine der einfacheren Varianten.

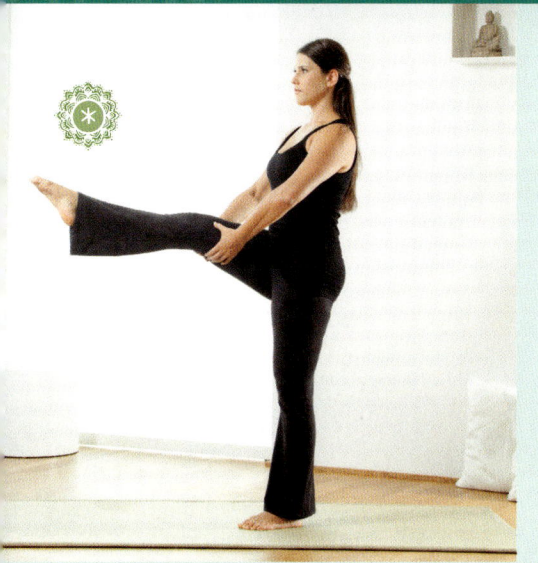 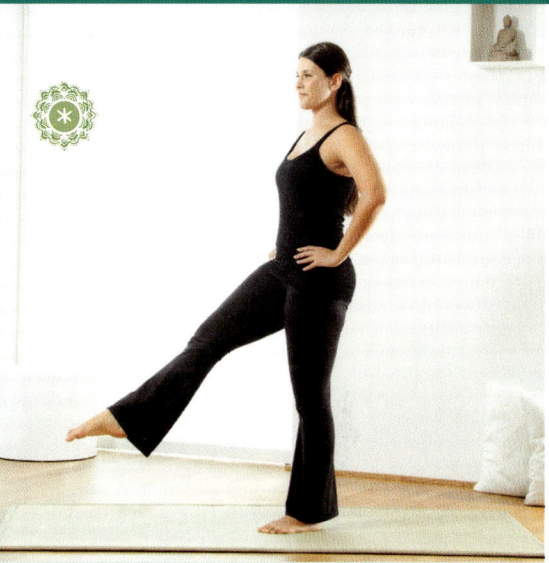

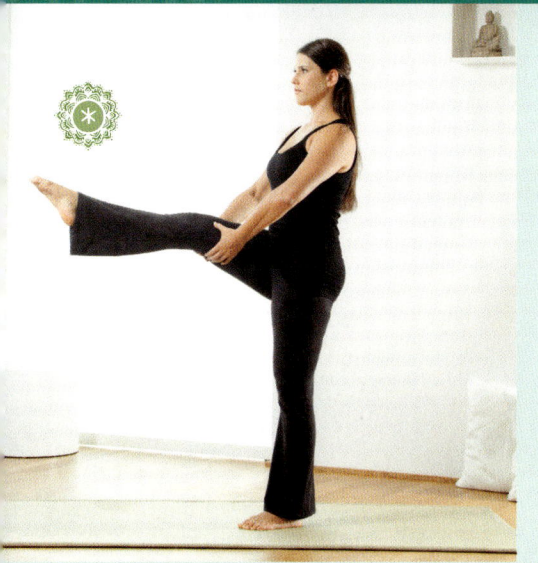 Eine etwas leichtere Variante
Halte dein Bein am Oberschenkel fest,
sodass du das Gewicht des Beines halten
kannst. (Bild links)

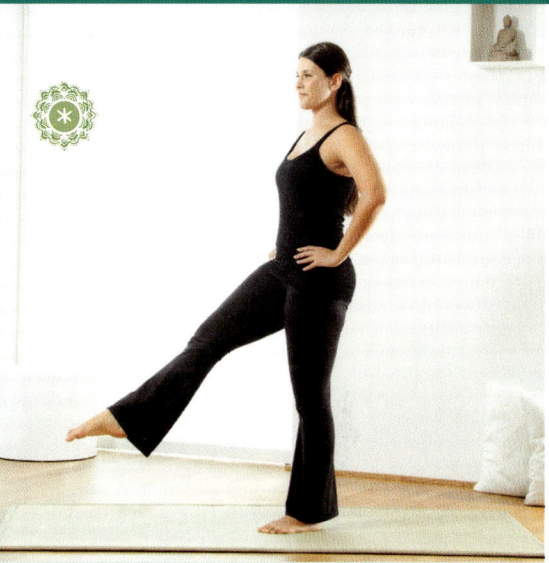 Eine noch leichtere Variante …
Heb dein Bein nur auf halbe Höhe, wenn
du nur so aufrecht und stabil in deiner
Körpermitte bleiben kannst. (Bild rechts)

### Remember …
»Küsse dein Dornröschen wach!«

Dein unterer Rücken behält die natürliche
Lordose, d.h. die natürliche Krümmung in
der Lendenwirbelsäule, bei.

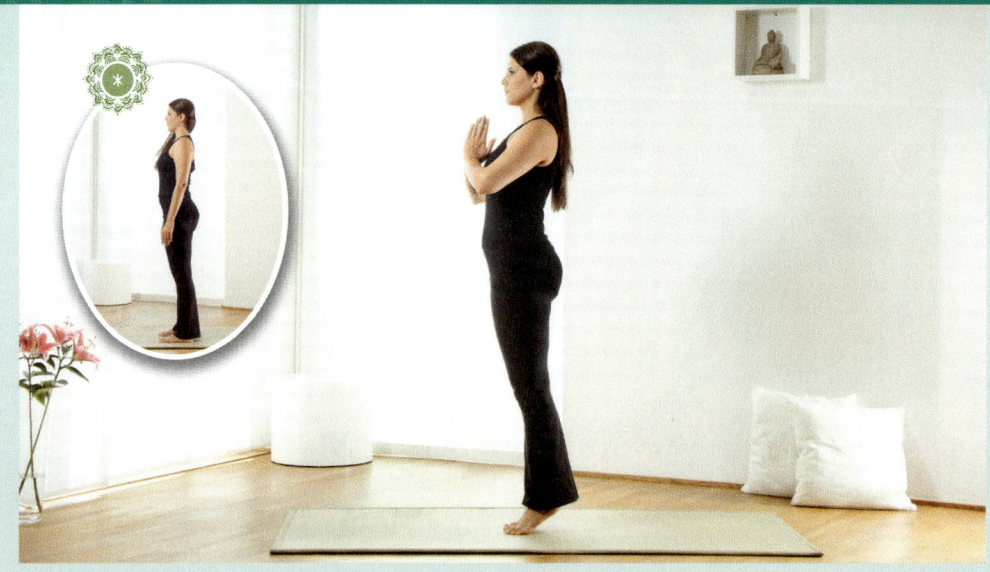

Stell dich aufrecht hin in die Bergposition, Tadasana (siehe S. 32).

Nimm die Hände vor die Brust in »Namaste«, die Geste der Verbundenheit, indem du deine Handinnenflächen aufeinander- und deine Daumen an dein Brustbein legst. Aktiviere deine tief liegende Bauchmuskulatur und komm auf die Zehenspitzen. Zieh dich in der Einatmung über die Krone des Kopfes lang nach oben und beuge in der Ausatmung die Knie, bis du in die Hocke kommst.

Verweile ein bis zwei Atemzüge auf deinen Zehenspitzen in der Hocke. Atme dann ein und komm in der Ausatmung stabil und aufrecht wieder nach oben. Presse dafür fest in die Füße und aktiviere deine Oberschenkelmuskulatur, um hochzukommen. Gleichzeitig stabilisierst du deine Bauchmuskulatur deinen Rumpf, damit er aufrecht bleibt. Und durch die Balance auf den Zehenspitzen wird deine Coremuskulatur besonders herausgefordert.

Mach eine kurze Pause in der Bergposition und wiederhole die Übung drei bis fünf Mal. Beim letzten Mal bleibst du unten und machst eine kleine Pause in einem Sitz deiner Wahl.

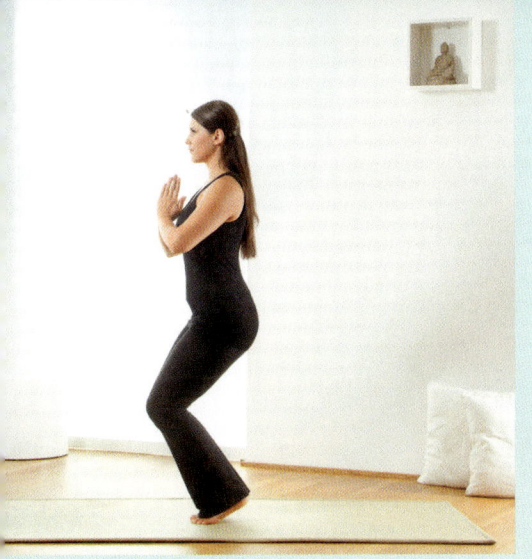
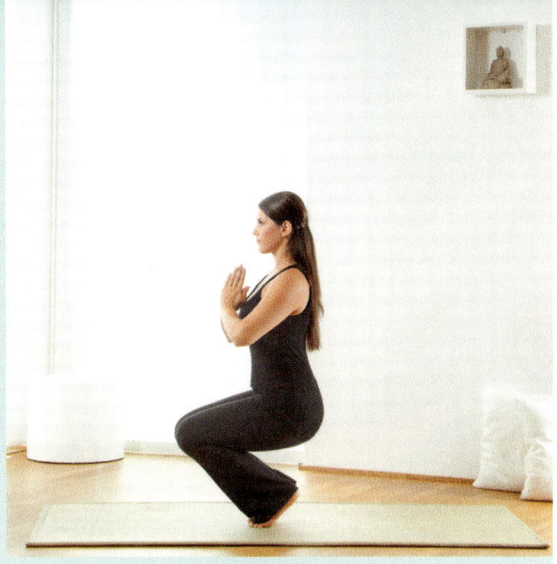

## Remember …

»Küsse dein Dornröschen wach!«
Dein unterer Rücken behält die natürliche
Lordose, d.h. die natürliche Krümmung in
der Lendenwirbelsäule, bei.

### ▌Übrigens …

halte dich regelrecht mit deinen Daumen
an deinem Brustbein fest, wie an einem
Anker. Und denke dich beim Runterge-
hen eher nach oben und behalte den
Zug über die Krone deines Kopfes nach
oben bei. Beim Hochgehen stellst du dir
vor, du würdest über die Krone deines
Kopfes nach oben gezogen.

No worries … wenn die Kniegelenke beim
Runterkommen knacksen. Das kann be-
deuten, dass sie ein wenig eingerostet sind
oder dass die umliegende Muskulatur nicht
ausreichend stabil ist. Solltest du allerdings
Schmerzen im Knie haben, hol dir bitte
ärztlichen Rat.

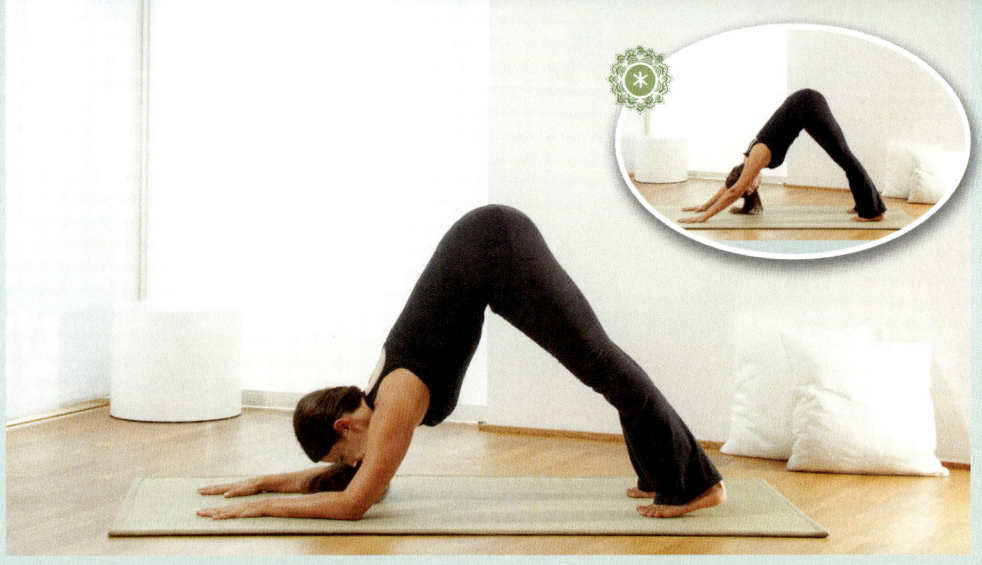

Komm in den Vierfußstand, setze deine Hände ungefähr eine Hand weit weiter vorn auf, schieb deinen Po nach oben und komme in den Herabschauenden Hund (Adho Mukha Shavanasana).

Komm von hier aus in der Ausatmung auf deine Unterarme. Deine Ellbogen und Hände bilden mit deiner Schulter eine Linie. Spreize deine Finger weit auf, um mehr Stabilität zu bekommen. Drehe deine Oberarme nach außen und zieh die Schultern weg von den Ohren. Kipp dein Becken nach vorn und schieb dein Steißbein und deine Sitzhöcker nach oben. Streck die Beine und zieh die Oberschenkel nach hinten und die Fersen Richtung Boden. Wenn du merkst, dass sich dein Rücken rundet, lass lieber die Beine ein bisschen gebeugt.

Schieb in der Einatmung in deine Unterarme, halte deine Corekraft und wandere in der Ausatmung mit den Füßen nach hinten in das Unterarmbrett. Dein Körper bildet eine Linie. Zieh dich in der Einatmung über die Krone des Kopfes nach vorn und über die Fersen nach hinten, sodass deine Wirbelsäule ganz lang ist. Dein gesamter Körper ist stabil und hilft mit. Deine Oberschenkelmuskulatur ist ebenso aktiv wie deine Schultermuskulatur, insbesondere die zwischen den Schulterblättern. Achte darauf, dass auch deine Halswirbelsäule in der Verlängerung

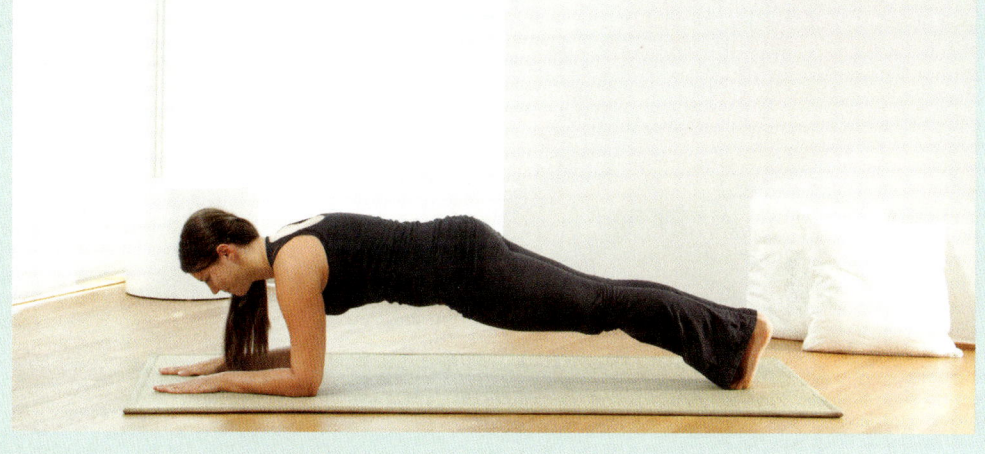

der restlichen Wirbelsäule bleibt, indem du deine Nackenmuskulatur aktivierst und den Kopf nicht hängen lässt.

Atme ein, Core immer noch aktiv, und wandere in der Ausatmung zurück in den Halben Unterarmstand.

Wiederhole diese Kombination drei bis fünf Mal und ruh dich dann in der Kindhaltung aus).

**Remember ...**
»Küsse dein Dornröschen wach!«

**▌Übrigens ...**
deine Kopfhaltung kannst du gern variieren. Bleib ein paar Atemzüge im halben Unterarmstand und lass deinen Kopf mal baumeln, um die Nackenmuskulatur zu entspannen. Mal hebst du den Blick etwas an, um deine Nackenmuskulatur zu aktivieren. Wenn du deine Schultern etwas mehr dehnen möchtest, ziehst du deine Brust in Richtung Knie.

# FLOW

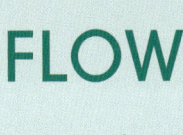

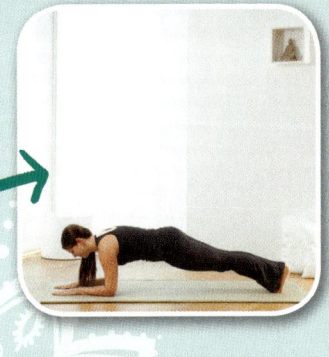

Diese Übungssequenz wirkt in erster Linie präventiv, damit du erst gar keine Rückenschmerzen bekommst. Sie zielt vor allem darauf ab, deine tief liegende Bauchmuskulatur zu stärken, die deinen unteren Rücken stützt und gesund erhält. Gleichzeitig kräftigt und dehnt diese Sequenz aber auch deine Beine, Arme und

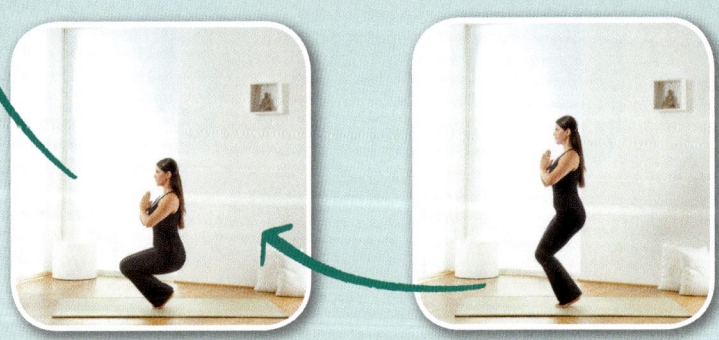

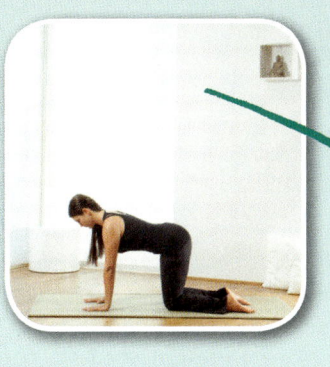

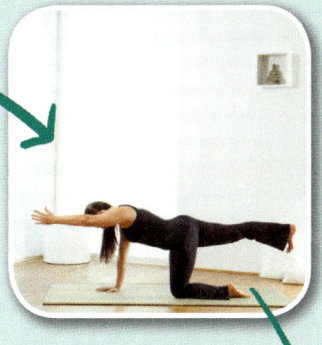

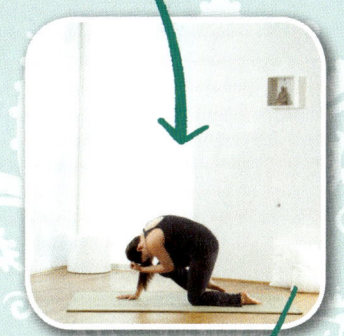

Schultern, sodass dein Rücken viel Unterstützung vom restlichen Körper bekommt. Du fühlst dich geschmeidig und kraftvoll – körperlich und mental. Es bietet sich an, alle Übungen hintereinander zu üben!

Mache am Ende eine kleine Pause in der Kindhaltung und spüre der Sequenz nach.

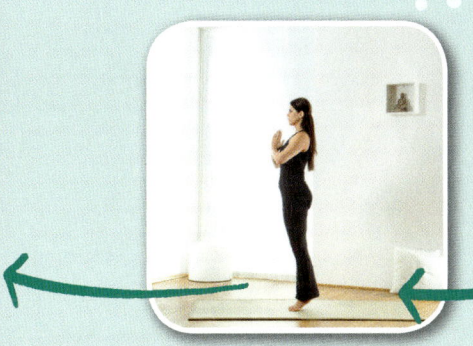

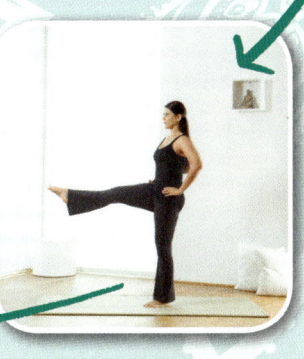

# Stärke den »Libero« – deine Rückenmuskulatur

Natürlich spielt deine Rückenmuskulatur bei Rückenschmerzen eine entscheidende Rolle. Sie hält deinen Rücken aufrecht und gerade und stützt und schützt deine Wirbelsäule in jeder Bewegung. Die Asanas des vorigen Kapitels stabilisieren durch die Kräftigung der tief liegenden Bauchmuskulatur deinen Rücken sozusagen von vorn. In diesem Kapitel stärken die Asanas vor allem deine tief liegende Rückenmuskulatur, die deinen Rücken von hinten stabilisiert. Diese zu trainieren ist ebenso eine effektive und wirksame Prävention für einen gesunden Rücken. In erster Linie erreichst du die Kräftigung deiner Rückenmuskulatur durch Rückbeugen. Nebenbei stärken und dehnen die fünf Asanas dieses Kapitels deine Beine und dehnen deinen Brustkorb und deine Schultern. Da die Rückbeuge im alltäglichen Bewegungsspektrum eher selten vorkommt, sind sie neben der Stärkung des Rückens zudem eine Wohltat bei Verspannungen im oberen Rücken und im Schulterbereich.

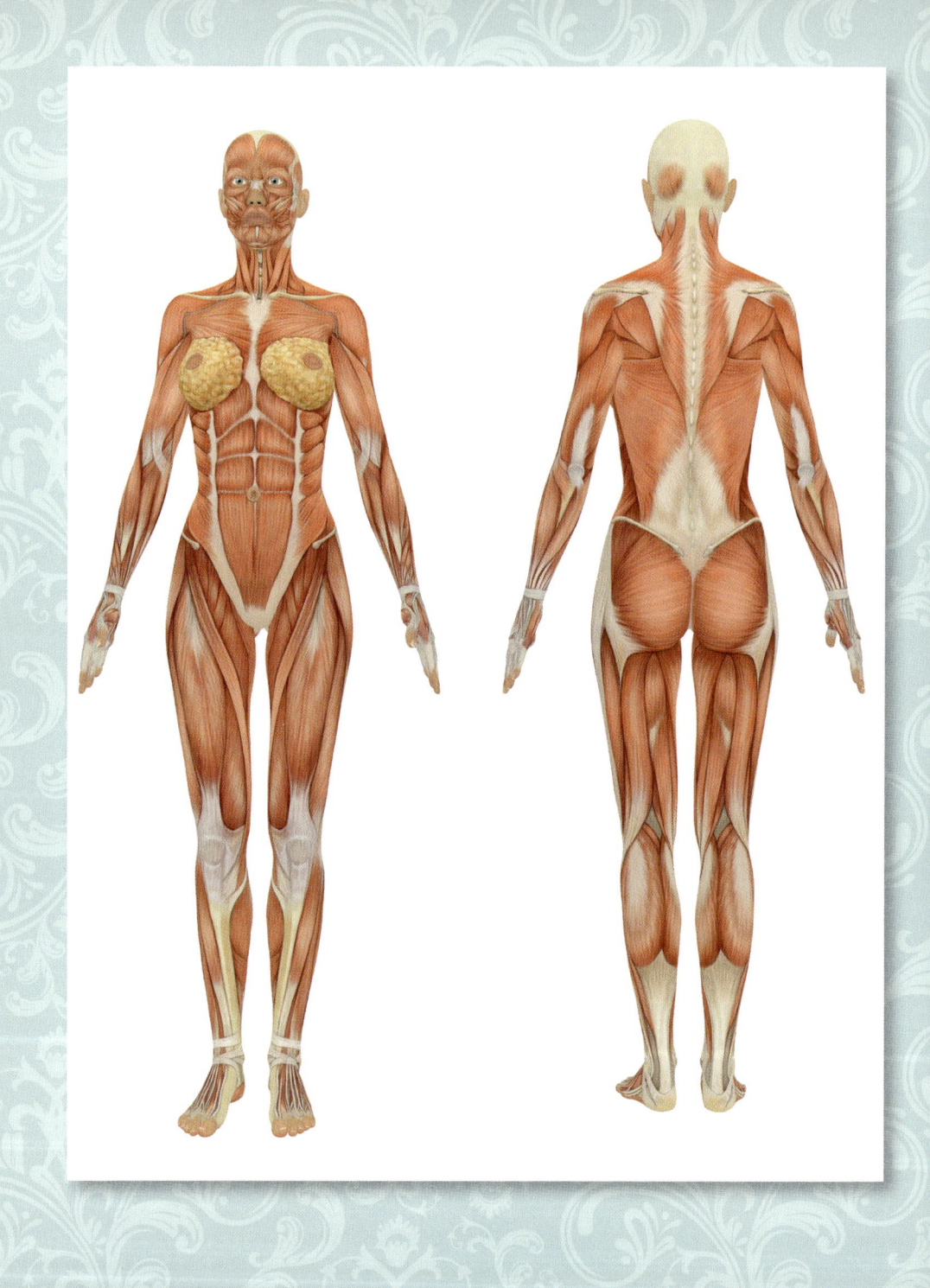

# Der »Libero« und sein Team

Ä hnlich wie im vorherigen Kapitel ist ein Verständnis für deine Rückenmuskulatur hilfreich, um deinen Rücken optimal zu stärken. Deshalb gibt es auch eingangs dieses Kapitels erst einmal eine vereinfachte Darstellung deiner Rückenmuskeln, die maßgeblich an der Stabilität deines Rückens beteiligt sind. Natürlich sind alle Muskeln im Zusammenspiel wichtig, aber es gibt den »Libero«, der sozusagen bei allen Bewegungen »spiel«entscheidend involviert ist.

## Der Libero: der Rückenstrecker (Musculus erector spinae)

Der Name bedeutet so viel wie »Aufrichter der Wirbelsäule«. Er wird aus verschiedenen tief liegenden Muskeln zusammengesetzt und ist für die Aufrichtung und Rückbeuge sowie für die Drehung und die Seitbeuge der gesamten Wirbelsäule zuständig, also quasi für jede Bewegung, die die Wirbelsäule zulässt. Das Konglomerat von verschiedenen Muskeln verläuft entlang der Wirbelsäule auf der Körperrückseite. Und genau diese Muskeln werden mit den Asanas dieses Kapitels besonders gestärkt.

## Das Team

Die Mitspieler in der Rückenmuskulatur sind sehr umfangreich, deshalb seien hier nur die wichtigsten genannt, die bei Rückbeugen eine Rolle spielen:

Die Multifidi (Musculi multifidi) gehören ebenso zur tief liegenden Rückenmuskulatur und verlaufen auch entlang der Wirbelsäule. Sie stabilisieren die Wirbelsäule in all ihren Segmenten und unterstützen den Rückenstrecker in allen Bewegungen der Wirbelsäule.

Die breiten Rückenmuskeln (Musculus latissimus dorsi) befinden sich jeweils unterhalb des Schulterblattes bis hin zum Beckenrand. Sie spielen eine unterstützende Rolle bei der Rück- und Seitbeuge der Wirbelsäule und helfen bei der Ein- und Ausatmung. Ihre hauptsächliche Funktion ist aber, den Arm auf den Rücken zu drehen und die Arme zu heben und zu senken bzw. den Rumpf an den Armen nach oben zu ziehen.

Die hinteren oberen Sägemuskeln (Musculus serratus posterior superior) sind hauptsächlich für das Heben der oberen Rippen bei der Einatmung zuständig und weiten dabei den Brustkorb. Sie werden von den hinteren unteren Sägemuskeln (Musculus serratus posterior inferior) unterstützt, die einer Verengung im unteren Teil des Rumpfes entgegenwirken und so die Ein- und Ausatmung begünstigen.

**Attention please!** In allen fünf Asanas dieses Kapitels ist es essentiell wichtig, dass du deine tief liegende Bauchmuskulatur bzw. deine Bandhas (von beiden war im vorigen Kapitel die Rede) aktivierst. Sie geben deinem unteren Rücken Stabilität und Halt, sodass du die Rückbeugen vertiefen und so deine Rückenmuskulatur optimal stärken kannst.

## Die Bandhas: Alte Tradition trifft wissenschaftliche Erkenntnis

Noch weit bevor man damit anfing, menschliche Körper für wissenschaftliche Zwecke zu öffnen und dadurch die Verläufe von Muskeln und deren Funktionen zu erforschen, haben Yogis schon intuitiv Methoden ausprobiert und entwickelt, die quasi zu den gleichen Erkenntnissen kamen. So lässt sich die Aktivierung der Bandhas, wie es Yogis schon seit Jahrtausenden in der Yoga-Praxis tun, durchaus mit der Aktivierung der tief liegenden Bauchmuskulatur vergleichen.

## Was sind Bandhas?

Bandhas (sanskrit für »fesseln, binden, halten«) sind im yogischen Verständnis »Körperverschlüsse«, die die Energie im Rumpf halten, regulieren und leiten. Es handelt sich dabei um Muskelkontraktionen, die die Asana-Praxis stützen und stabilisieren. Allerdings sind es sehr subtile, fast schon feinstoffliche Kontraktionen, die einiges an Übung und Konzentration verlangen. Aber wie immer macht Übung den Meister. Und letztendlich ist es nichts anderes, als den Beckenboden zu heben und die tief liegende Bauchmuskulatur zu aktivieren.

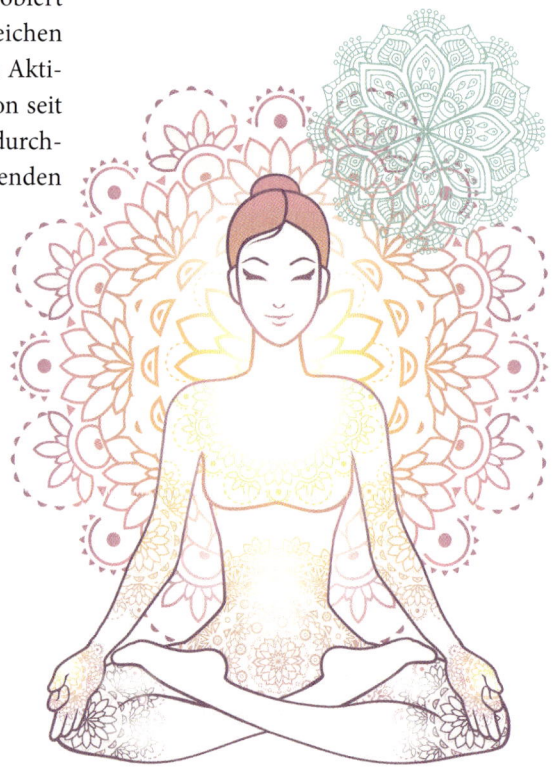

### Der Wurzelverschluss – Mula Bandha

Mit dem Setzen von Mula Bandha (sanskrit für »Wurzel, Basis«) verleihst du deinen Asanas mehr Festigkeit und Stabilität. Du verhinderst, dass dein Becken ins Hohlkreuz kippt, was deinem Rücken gerade in Rückbeugen gar nicht guttun würde. Um Mula Bandha zu setzen, ziehst du in der Einatmung deinen Beckenboden nach oben, der hinter deinem Dammmuskel zwischen After und Geschlechtsorgan liegt. Durch eine sanfte Muskelkontraktion saugst du ihn regelrecht nach innen und oben.

Du ziehst deine Lendenwirbelsäule und dein Kreuzbein in die Länge, wobei dein unterer Rücken seine natürliche Lordose beibehält. Das stabilisiert deine Lendenwirbelsäule, und du vermeidest Fehlhaltungen im unteren Rücken.

### Der Nabelverschluss – Uddiyana Bandha

Uddiyana bedeutet auf Sanskrit so viel wie »emporfliegen«. Das Setzen vom Nabelverschluss stabilisiert deinen unteren und mittleren Rücken, und du vermeidest Fehlhaltungen in diesem Bereich. Um Uddiyana Bandha zu setzen, ziehst du in der Ausatmung dein Schambein ein wenig Richtung Bauchnabel, und diesen nach innen und oben. Dadurch entsteht eine Art Sog nach oben, was eine gewisse Leichtigkeit erzeugt.

### Setzen von Mula Bandha und Uddiyana Bandha

Es ist am Anfang gar nicht so leicht, die Konzentration aufzubringen, die das kontinuierliche Setzen der Bandhas erfordert. Aber die Mühe lohnt sich. Dein Becken bleibt aufgerichtet, deine Lendenwirbelsäule lang und deine Körpermitte kompakt, sodass dein Rücken geschützt ist. Probiere es bei den Asanas dieses Kapitels aus.

### Der Kehlkopfverschluss – Jalandhara Bandha

Der Vollständigkeit halber sei auch noch der dritte Verschluss erwähnt, auch wenn er in der Asana-Praxis nicht gesetzt wird. Jalandhara Bandha bedeutet auf Sanskrit so viel wie »Netz« oder »Gewebe«. Mit dem Setzen von Jalandhara Bandha regulierst du den Energiestrom zwischen deinem Herzen und dem Gehirn. Er wird vornehmlich bei Atemübungen mit Atemverhalt (Kumbhaka) gesetzt. Du ziehst einerseits die Nackenwirbel lang nach oben und den Hinterkopf nach hinten, andererseits senkst du das Kinn leicht ab und ziehst den Kehlkopf sanft nach innen. Wenn du alle drei Bandhas setzt, bleibt die Energie komplett im Rumpf.

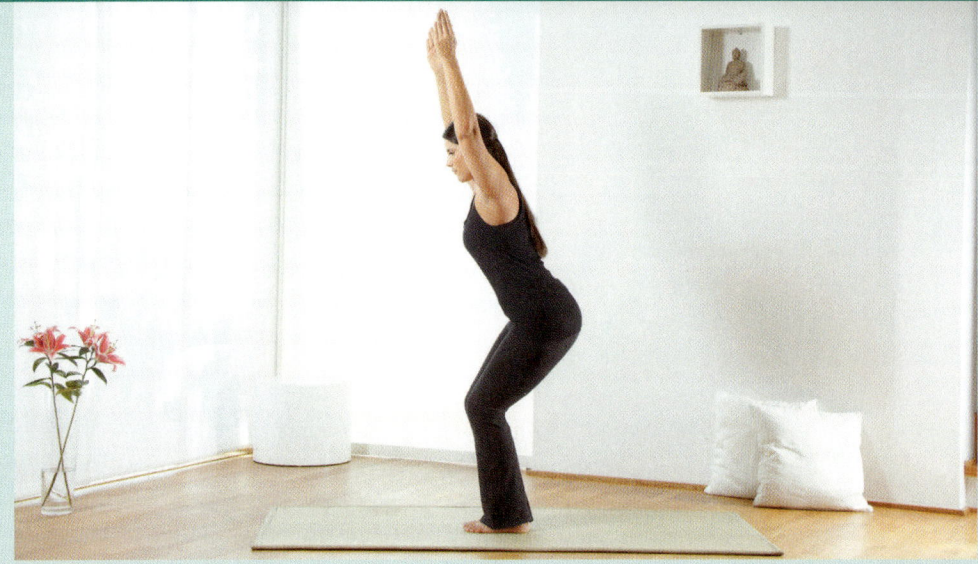

Komm in Tadasana, die Bergposition. Aktiviere deine tief liegende Bauchmuskulatur und beuge die Beine, so als wolltest du dich auf einen Stuhl setzen. Verlagere gleichzeitig ein wenig Gewicht in deine Fersen. Halte dabei als Stütze deine Fußknöchel und deine Knie, soweit es geht, zusammen. Die Knie bleiben auf einer Höhe, sodass auch deine Hüften automatisch parallel ausgerichtet sind.

Atme ein und heb die Arme nach oben. Die Handinnenflächen können, müssen aber nicht aufeinanderliegen. Achte darauf, dass du deine Schultern weg von den Ohren ziehst und dass du die Schultern entspannst. Zieh dein Brustbein und deinen Kehlkopfpunkt sanft nach oben und die Schulterblätter nach hinten und unten. In der Ausatmung vertiefst du die Position.

Bleibe drei bis fünf Atemzüge in der Machtvollen Haltung (auch Stuhlposition genannt) und komm dann wieder in den Stand.

**Übrigens ...**
lass die Hände geöffnet, wenn sich ansonsten deine Schultern zu den Ohren ziehen. Wenn der Hebel zu groß ist, senke deine Arme ab. Wichtig ist hier, dass deine tief liegende Rückenmuskulatur aktiv ist.

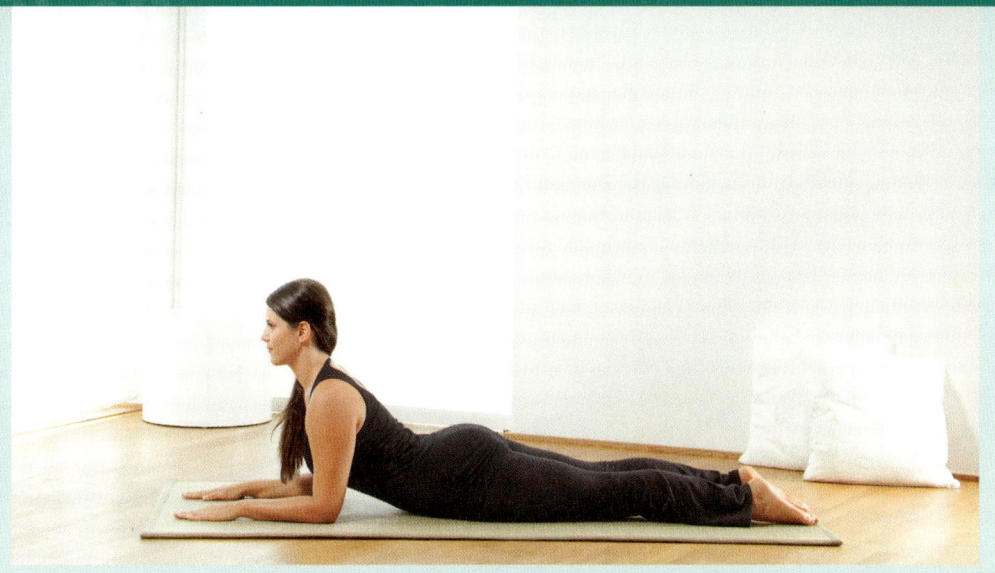

Komm in die Bauchlage und streck die Beine gerade nach hinten aus. Leg den Spann der Füße ab und fächere deine Zehen auf. Komm auf die Unterarme und richte deine Ellbogen unter deinen Schultergelenken aus. Aktiviere die Beine und zieh die Kniescheibe hoch. Zieh auch hier erst deine Coremuskulatur, indem du dein Schambein in den Boden presst und hoch zum Bauchnabel ziehst. Bereite dann deine Rückenmuskulatur vor und zieh dein Brustbein und deinen Kehlkopfpunkt nach oben. Presse einerseits in deine Unterarme und zieh deine Schulterblätter nach hinten und unten. Und versuche andererseits, mit deinem Brustbein an Höhe zu gewinnen und diese zu halten.

**Attention please!**

Entwickle ein Gefühl für die Aktivierung deines »Liberos« in dieser unterstützten Kobra (auch Sphinx genannt). Du brauchst es für die tiefer gehenden Rückbeugen.

Remember … Aktiviere entweder deine tief liegende Bauchmuskulatur oder setze die Bandhas.

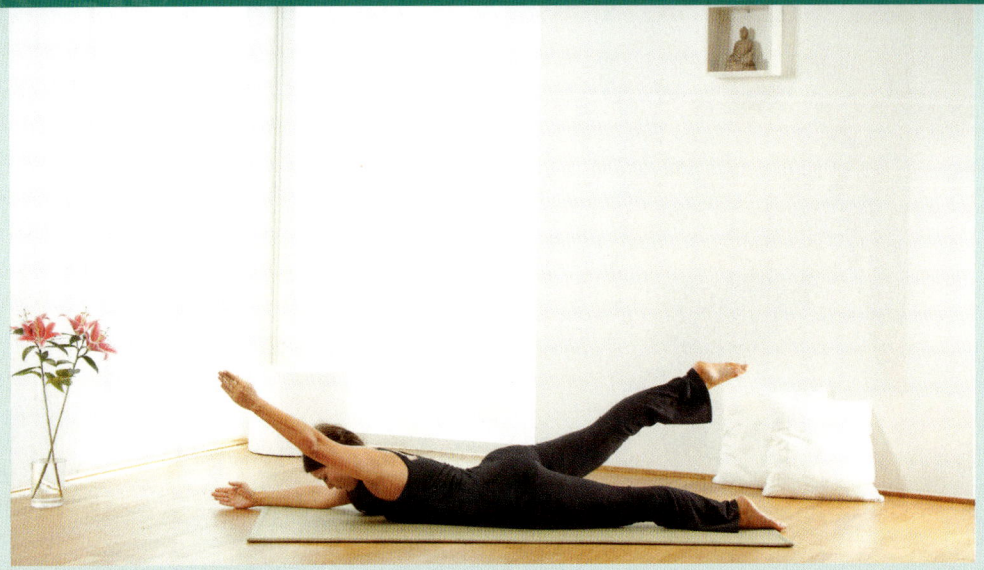

Komm in die Bauchlage und streck beide Arme gerade nach vor und beide Beine gerade nach hinten aus. Traditionell sind die Beine in der Heuschrecke geschlossen. Sollte sich das eng im unteren Rücken anfühlen, variiere gern deine Beinstellung und öffne die Beine auf maximal Hüftweite. Leg auf jeden Fall den Spann deiner Füße ab und fächere auch die Zehen, so gut es geht, zum Boden auf.

Aktiviere deine Coremuskulatur, zieh dich in der Einatmung in die Länge und heb dabei den linken Arm und das rechte Bein, sodass du in eine kontrollierte asymmetrische Rückbeuge kommst. Presse deinen rechten Arm, dein Schambein und dein linkes Bein in den Boden. Lass deine Rückenmuskulatur die Höhe deines Arms und deines Beins bestimmen.

Bleib drei Atemzüge lang in dieser Position und entspanne dich dann kurz zum Boden, bevor du auf die andere Seite wechselst. Wiederhole jede Seite drei Mal.

### Attention please!
Zu keinem Zeitpunkt sollte dir irgendetwas im unteren Rücken wehtun!

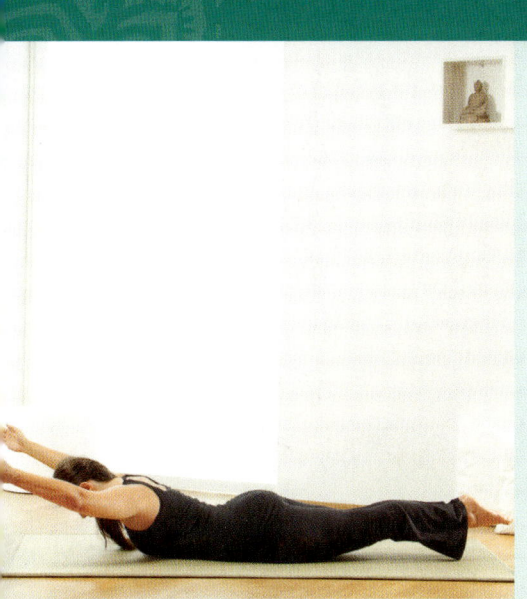
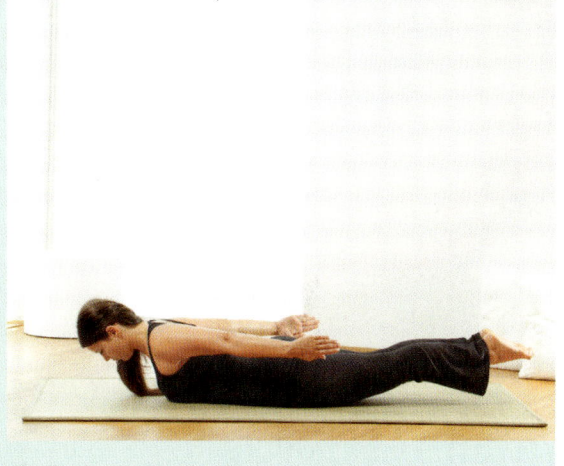

**❙Übrigens …**
wenn deine Rückenmuskulatur stärker ist, kannst du auch diese symmetrischen Varianten üben:

### Heuschrecke – Shalabasana
Streck deine Arme entweder entlang des Körpers oder nach vorn aus. Streck dich in der Einatmung lang, aktiviere Bauch- und Rückenmuskulatur und hebe sowohl den Oberkörper als auch die Beine gleichzeitig ab. Halte die Höhe in der Ausatmung.

Bleibe drei Atemzüge lang in dieser Position und entspanne dich dann kurz zum Boden. Wiederhole die symmetrische Heuschrecke drei Mal.

Remember … Aktiviere entweder deine tief liegende Bauchmuskulatur oder setze die Bandhas.

# 9 ANJANEYASANA
*Halbmond-Variation*

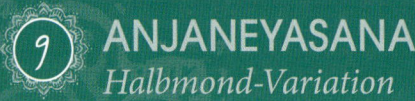

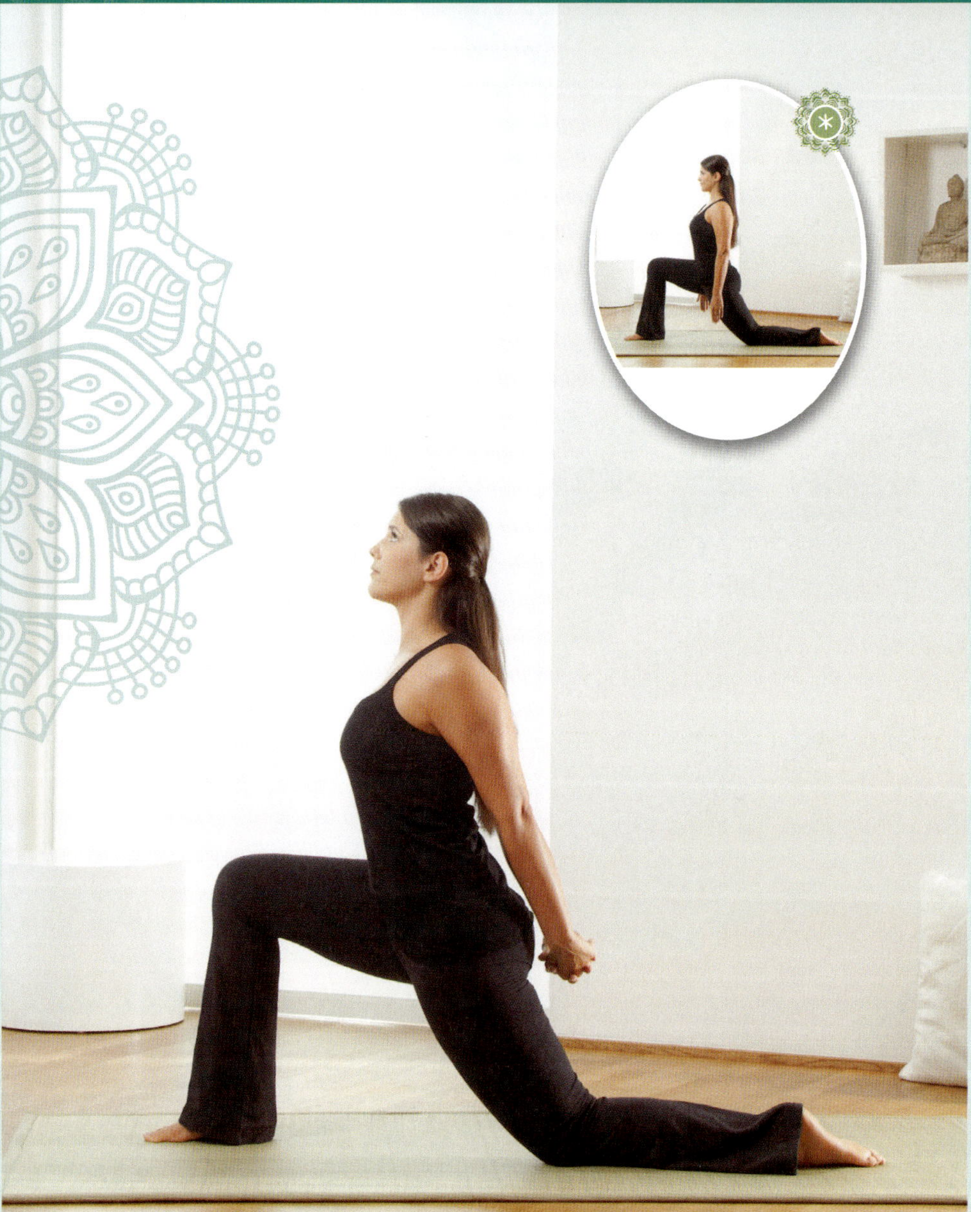

Komm auf die Knie und setze den rechten Fuß so weit nach vorn, bis du eine angenehme Dehnung im linken Oberschenkel im Hüftbeuger verspürst. Dein rechter Fuß ist dabei unter dem rechten Knie ausgerichtet. Leg den linken Fußspann ab und finde hier deine Balance. Richte dein Becken parallel aus und aktiviere jetzt schon deine Coremuskulatur.

Atme ein und verschränke die Hände hinter deinem Steißbein. Hebe mit der Aktion in deiner Rückenmuskulatur deinen Brustkorb, dein Brustbein und deine Kehlkopfgrube. Deine Hände ziehen nach unten und öffnen dadurch deine Schultern etwas mehr. In der Ausatmung ziehst du nochmals deine Bauchmuskulatur nach.

Verweile drei bis fünf Atemzüge und löse die Asana in der Ausatmung auf. Entspanne dich im Kniestand oder Fersensitz und übe die andere Seite.

**Attention please!**
Achte darauf, dass die Rückbeuge aus den Brustwirbeln kommt und von der Aktivität deiner Bauch- und Rückenmuskulatur oder durch das Setzen der Bandhas gestützt und geschützt wird. Du merkst sofort, wenn das nicht mehr der Fall ist – dann schmerzt nämlich dein unterer Rücken.

**❚Übrigens ...**
leg dir gern etwas unter das Knie, wenn es ansonsten schmerzt. Wie immer gilt – es sollte nie irgendetwas wehtun!

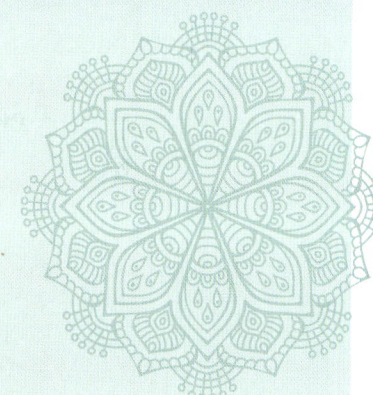

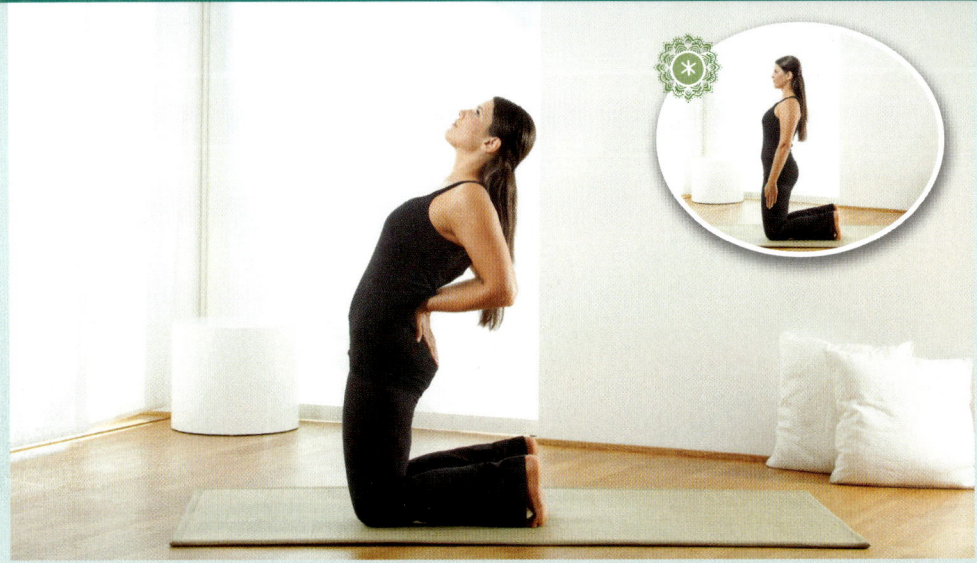

Komm in den Kniestand und setze die Zehen auf. Aktiviere deine Oberschenkelmuskulatur und dreh sie leicht nach innen. Richte dein Becken nach vorn aus, als würdest du es gegen eine Wand pressen.

## Das halbe Kamel (l.)

Atme ein und aktiviere deine Coremuskulatur. Setze dabei deine Hände auf dein Kreuzbein und schieb es mit deinen Fingerspitzen leicht nach unten. Heb gleichzeitig mit deiner Rückenmuskulatur deinen Brustkorb, dein Brustbein und deine Kehlkopfgrube an. Deine Schulterblätter ziehen aktiv nach unten und unterstützen so noch mehr die Rückbeuge. Nur dein Oberkörper streckt sich in einem Bogen nach hinten, dein Becken und deine Beine bleiben gerade aufgerichtet. Stabilisiere dich in der Ausatmung, indem du deine Bauchmuskulatur nochmals anziehst.

## Das volle Kamel (r.)

Im vollen Kamel ist nicht nur deine Rücken-, sondern vor allem deine Bauchmuskulatur gefragt. Korrekt ausgeübt ist es die Königsübung in Sachen Rückenschmerzen.
In der Ausgangsposition atmest du ein und führst beide Arme nach hinten und greifst deine Fußknöchel. Dabei bleibst du aktiv und stabil in deiner Mitte und vollziehst alle kleinen Ausrichtungsschritte wie im halben

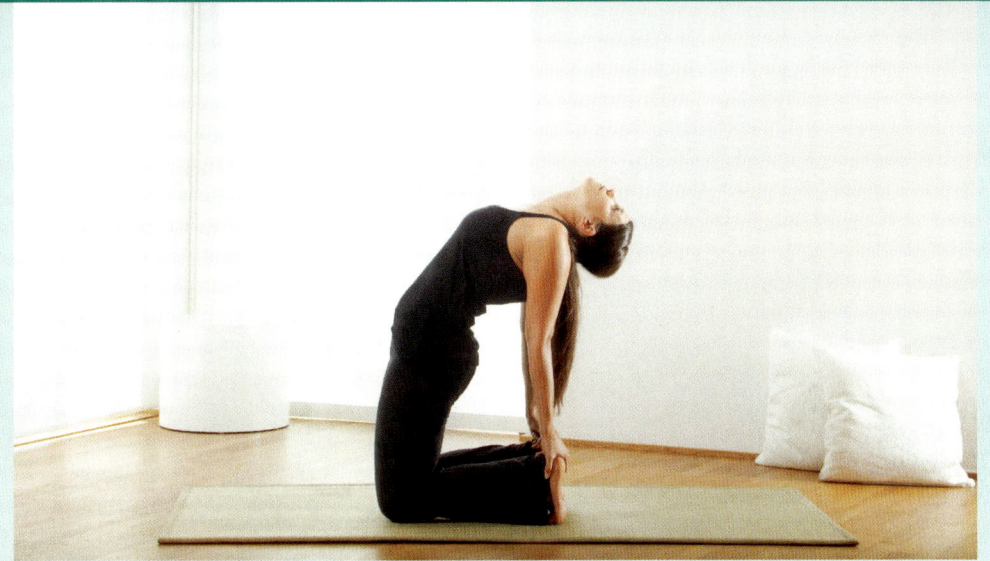

Kamel. Wenn dein Nacken es zulässt, legst du deinen Kopf in der Ausatmung entspannt in den Nacken.

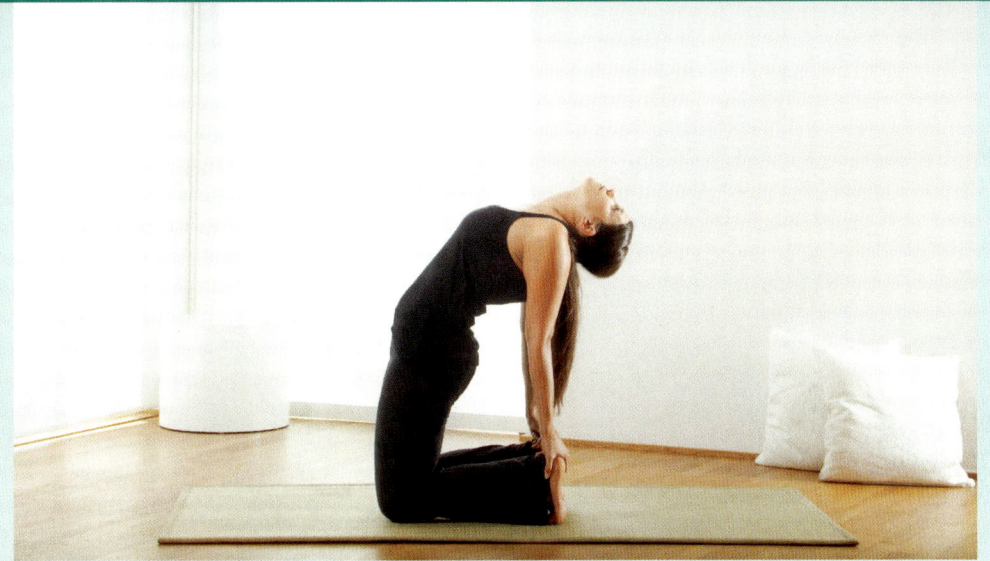 Verweile drei bis fünf Atemzüge in der jeweiligen Variante und atme tief in deinen Brustraum ein. Setze die Hände auf dein Kreuzbein und komm in der Einatmung wieder in den neutralen Kniestand und entspanne dich in der Ausatmung im Fersensitz. Wiederhole die Übung drei Mal.

❙ Übrigens ...
leg dir auch hier gern eine Decke unter die Knie, falls sie sonst wehtun. Und lass den Kopf nur dann auf die Schultermus-

kulatur fallen, wenn du keine Nackenprobleme hast.

### Attention please!
Wie immer, aber besonders in dieser tiefen Rückbeuge, ist deine ganze Achtsamkeit gefragt. Die Rückbeuge kommt ausschließlich aus der Brustwirbelsäule. Dein unterer Rücken sollte komplett durch die Aktivität deiner Bauch- und Rückenmuskulatur oder durch das Setzen der Bandhas geschützt sein. Komm nur so tief, wie du genau dieses Gefühl hast!

# FLOW

## *IDEAL für MORGENS*

Diese Sequenz dient der Stärkung deiner Rückenmuskulatur und Dehnung deiner Hüftbeuger. Gleichzeitig ist sie eine Wohltat bei schmerzhaften Verspannungen im mittleren und oberen Rücken. Und ganz nebenbei gibt sie dir auch noch einen Frischekick und viel Energie, da sie den ganzen Körper belebt und das zentrale Nervensystem vitalisiert.

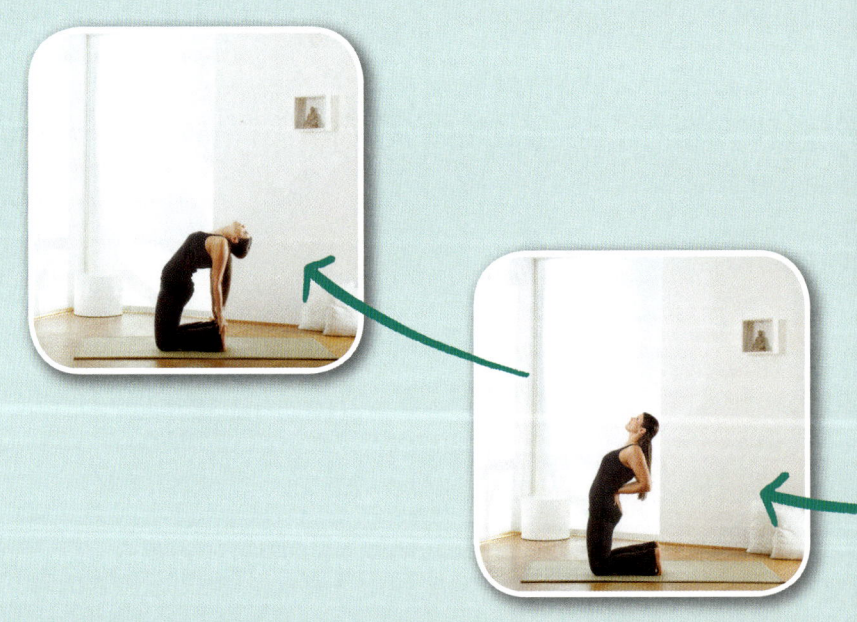

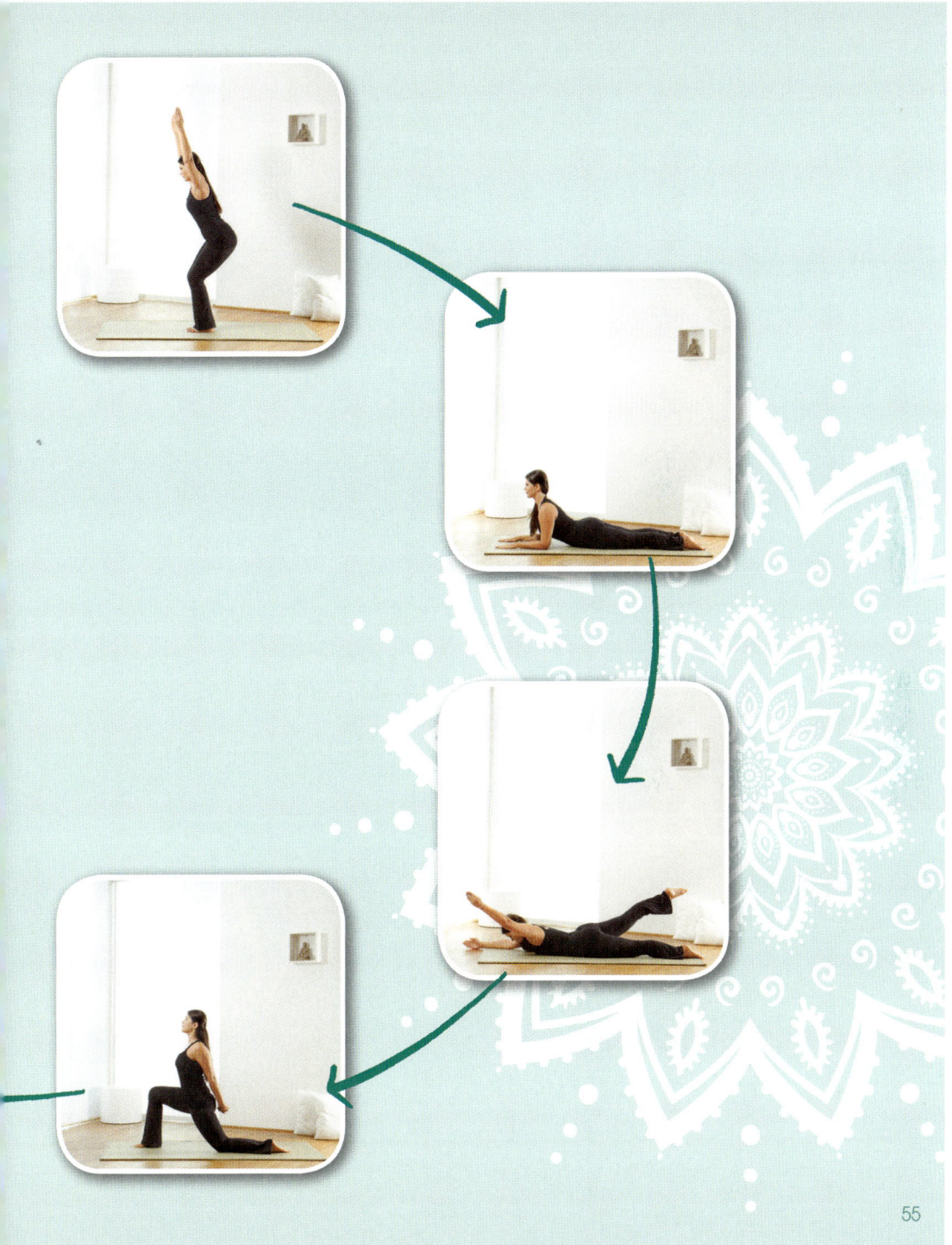

# GENIALE ÜBUNGEN BEI AKUTEN VERSPANNUNGS- SCHMERZEN

# Dehne deinen Rücken aktiv

Nachdem sich der erste Praxisteil mit der Stärkung deiner Bauch- und Rückenmuskulatur beschäftigt hat, geht es im zweiten Praxisteil darum, deine Rücken- und Hüftmuskulatur sowie deine Faszienketten zu dehnen, die sich bei Verspannungen und Fehlhaltungen sehr schmerzhaft bemerkbar machen. Mit den Asanas in beiden Kapiteln entlastest du die Wirbelsäule und löst mit der Zeit selbst starke Verspannungsschmerzen – in diesem Kapitel aktiv, im nächsten passiv. Durch die Vorbeugen dehnst du die Muskulatur und Faszienkette der Körperrückseite und durch die Twists die seitliche Bauch- und Rückenmuskulatur sowie die Faszien-Spiralkette. Außerdem entspannst du mit den Hüftöffnern noch die großen Muskelstrukturen in der Hüfte, die bei Verspannungen sozusagen am Rücken zerren. In der Kombination sind Vorbeugen, Hüftöffner und Twists eine wahre Wohltat bei Rückenschmerzen.

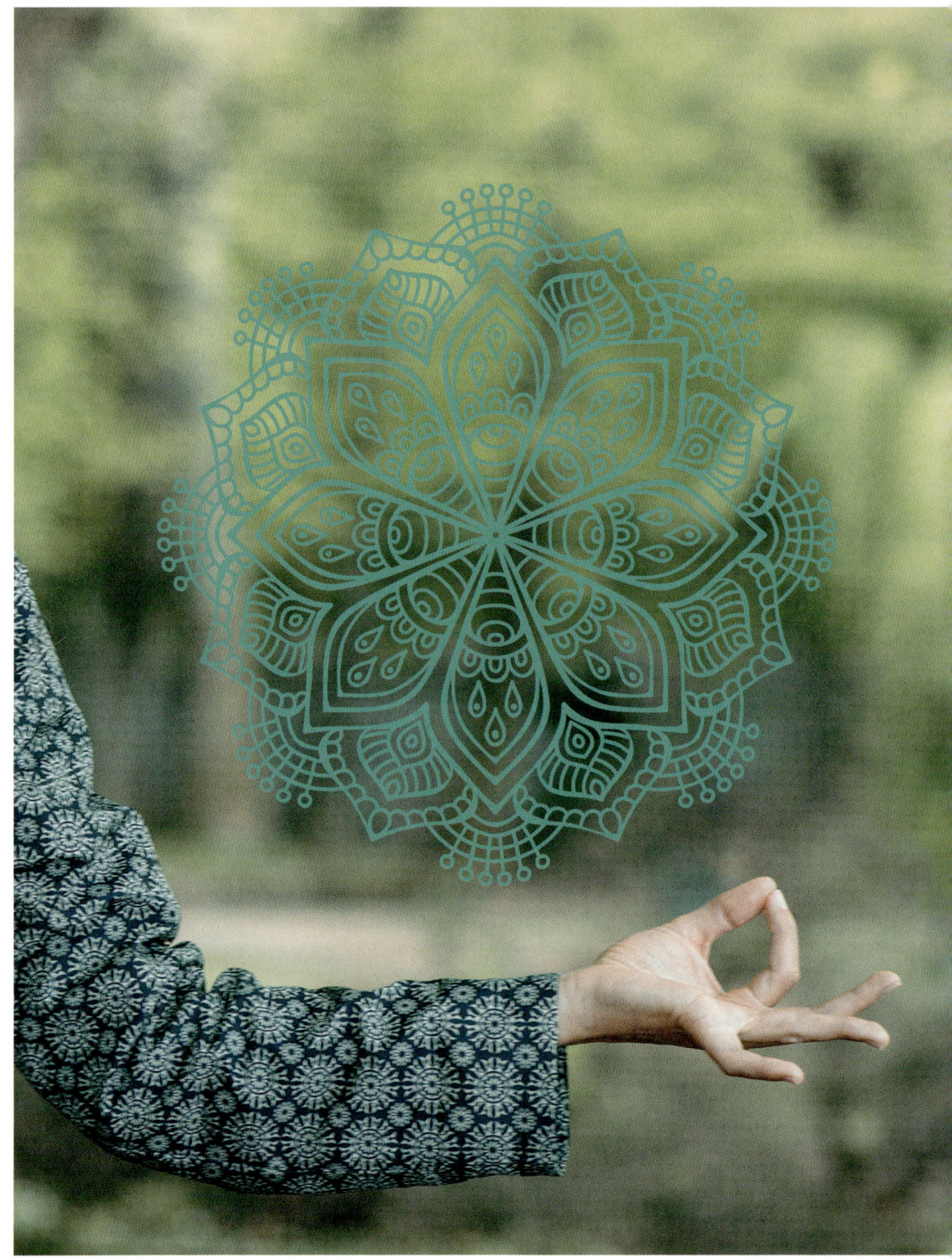

# Nicht »Quäl dich«, sondern »Dehn dich« ist die Devise

Durch allerlei Ursachen kommt es zu teils starken und schmerzhaften Verspannungen in der Muskulatur und Verhärtungen in den Faszienketten. Es ist möglich, dass sie durch besondere anatomische Eigenheiten des Körpers oder durch besondere Belastungen entstehen (mehr dazu im dritten und vierten Praxisteil). Durch Dehnen kannst du dem in vielen Fällen beikommen und auch vorbeugen, denn es verbessert deutlich deine Beweglichkeit und bringt gerade bei Rückenschmerzen eine große Erleichterung.

## Faszinierende Faszien

Dass Muskeln gedehnt werden können, ist spätestens seit den Tagen von Turnvater Jahn bekannt, also schon seit dem späten 18. Jahrhundert. Aber erst seit rund 15 Jahren wird näher erforscht, dass es ebenso Sinn macht, die Faszien in ihren Verläufen zu betrachten. Faszien ziehen sich wie ein Netz durch den gesamten Körper und verbinden die unterschiedlichen Elemente wie Knochen, Muskeln, Organe, ohne dass diese sich jeweils berühren. Sie halten den Körper sozusagen zusammen und aufrecht und verleihen ihm Stabilität einerseits, Elastizität und Geschmeidigkeit andererseits.

## Faszienketten halten den Körper zusammen

Lange Faszienketten bilden mit den Knochen und Muskeln eine Art Spannungsfeld, das bei allen Bewegungen sehr fein reagiert. Die Aktivierung eines Muskels hat immer auch Reaktionen in der dazugehörigen Faszienkette zur Folge. So sind bei Rückenschmerzen nicht nur die Muskeln, sondern auch immer die entsprechenden Faszienketten betroffen. Vor diesem Hintergrund sind bei Rückenschmerzen die sogenannte »oberflächliche Rückenlinie« und die »Spirallinie« besonders relevant.

## Die oberflächliche Rückenlinie – Dehnung in der Vorbeuge

Die Rückenlinie verläuft von unter den Füßen über die Beine zum Rücken rechts und links entlang der Wirbelsäule bis hoch über den Schädel und zu den Augenbrauen, also die gesamte Körperrückseite entlang. Sie ist für die aufrechte Haltung und Streckung der Wirbelsäule in der Rückbeuge zuständig. Entlastet und gedehnt wird sie in der Vorbeuge.

## Die Spirallinie – Stärkung und Dehnung im Twist

Die Spirallinie wickelt sich wie eine Doppelspirale um den Körper, sowohl auf der Körpervorderseite als auch auf der Körperrückseite. Sie sorgt für das Gleichgewicht und stabilisiert den Körper in allen Drehbewegungen. In jedem Twist wird also eine Seite der Spirallinie gestärkt, die andere jeweils entspannt und gedehnt.

## »Schreckenskammer« Hüfte

In manchen Yoga-Traditionen wird gelehrt, dass sich alle Erfahrungen in der Hüfte sammeln – ob positiv oder negativ, ob in diesem Leben oder aus vorherigen Leben – und in Verspannungen manifestieren. Da kann ganz schön was zusammenkommen, was die Hüfte regelrecht zu einer »Schreckenskammer« oder zu einer »Büchse der Pandora« machen kann. In der Tat ist es so, dass viele Yogis bei Hüftöffnerstunden sehr emotional reagieren. Ob das mit besagten Erfahrungen zu tun hat, die bei Hüftöffnungen sozusagen gelöst werden und sich (wieder) zeigen, lässt sich nicht wirklich nachweisen, ist aber sehr gut möglich.

## Entspannung des »Gluteus maximus«

Sicher ist aber, dass in tiefen Vorbeugen in der Kombination mit einer Hüftöffnung der größte Gesäßmuskel (Musculus gluteus maximus) besonders gedehnt wird und dass auf diese Weise starke Verspannungen gelöst werden. Er gehört zur hinteren Schicht der Hüftmuskulatur und ist der voluminöseste und einer der kräftigsten Muskeln im menschlichen Körper. Da er unter anderem am Kreuzbein und Steißbein und Rückenlinie ansetzt, kann ein verspannter »Gluteus maximus« durch den starken Zug auf die Rückenstrukturen ebenso für Schmerzen sorgen.

## Die Kombination Vorbeugen, Hüftöffner und Twist ist genial

Die fünf Asanas dieses Kapitels bedienen genau die Dehnungen der verspannten Muskulatur, die für Rückenschmerzen verantwortlich sind, sowie die Dehnungen der Faszienketten und der Hüfte. Einfach, aber genial.

## Dein Körper spricht mit dir

Dehnungen sind durchaus wohltuend, können am Anfang aber auch schmerzhaft sein. Geh deshalb vorsichtig und sanft in die Dehnungen und lass deinem Körper Zeit. Lerne zwischen einem süßen »Dehnungsschmerz« und einem »Schmerz-Schmerz« zu unterscheiden. Eindeutiger Unterschied: Der süße »Dehnungsschmerz« verändert sich mit der Zeit und lässt nach, insbesondere wenn du mit deiner Atmung arbeitest. Der »Schmerz-Schmerz« bleibt und ist eine klare Aufforderung für dich, entweder etwas oder ganz aus der Asana herauszukommen.

## Attention please!

Die Ursache der Verspannung wird durch Dehnung nicht behoben. Verspannungen in der Muskulatur oder in den Faszienketten sind ein Schutzmechanismus deines Körpers. Damit macht er dich darauf aufmerksam, dass irgendetwas nicht stimmt. Wenn du die Ursache nicht änderst (oder sie zumindest in deinem Alltag berücksichtigst, wenn du sie nicht ändern kannst), werden sich die Verspannungen immer wieder einstellen. Wenn sich deine Verspannungen auch nach regelmäßigem Dehnen nicht spürbar bessern, könnte es daran liegen, dass ein Muskel die Aufgabe eines anderen übernimmt und dadurch unter Dauerspannung steht. Dann ist es sinnvoll, die Ursache dafür mit einem Arzt oder Osteopathen zu erforschen.

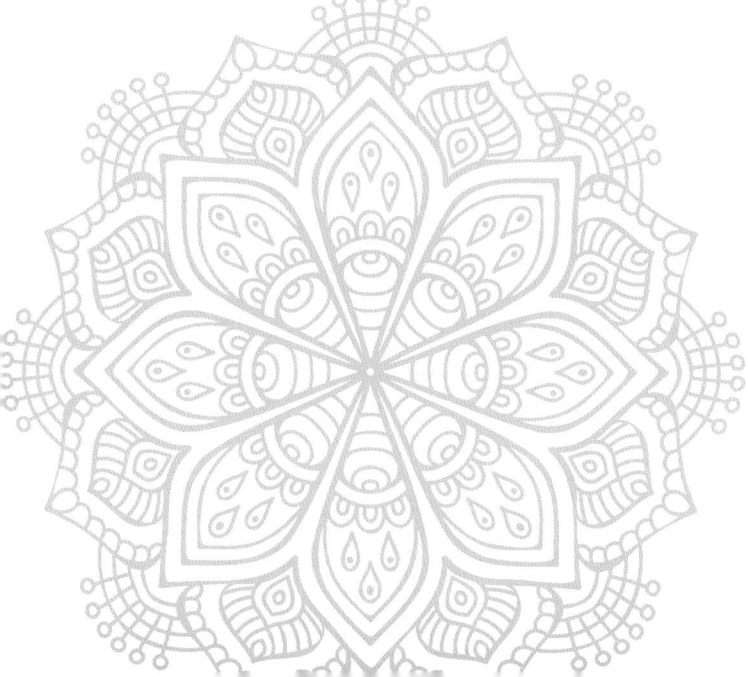

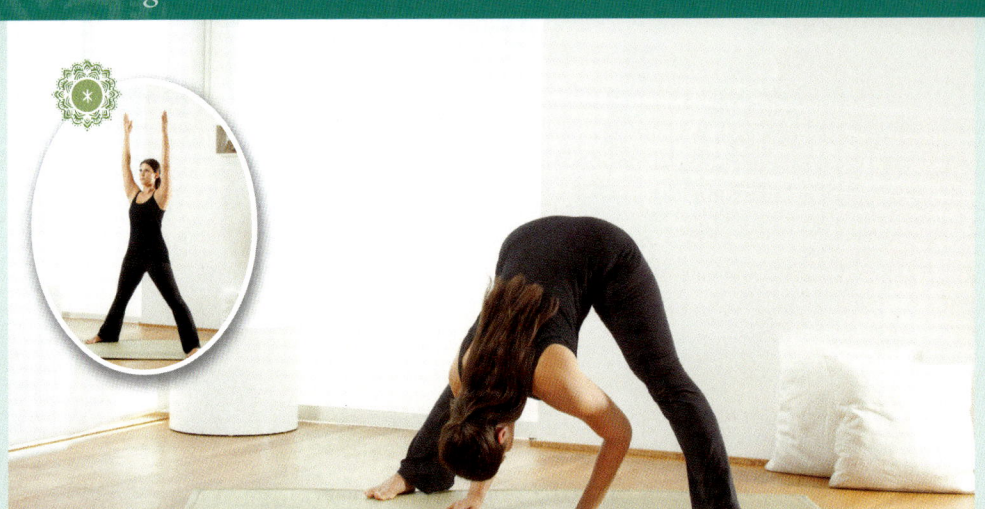

Komm im Stand in eine weite Grätsche und heb die Arme. Entspanne deine Schultern und zieh sie aktiv weg von den Ohren. Dreh deine Oberschenkel leicht nach innen, deine Waden aber leicht nach außen, sodass deine Knie gerade ausgerichtet bleiben.

Atme ein und zieh deine Flanken dabei lang. Atme aus und beug dich aus der Hüfte nach vorn. Kipp dafür ein bisschen dein Becken und zieh deine Sitzhöcker und dein Steißbein Richtung Decke. Setze die Hände dort auf, wo sie landen, wenn du deinen Rücken gerade hältst. Verweile hier ein, zwei Atemzüge.

Zieh dann deinen Rücken in der Einatmung nochmals lang und fasse in der Ausatmung deine Fußknöchel oder Waden. Dein Rücken, insbesondere dein unterer Rücken, bleibt lang und gestreckt. Zieh die Krone deines Kopfes nach unten Richtung Boden und deine Sitzhöcker und dein Steißbein weiterhin nach oben.

Verweile hier fünf bis sieben tiefe Atemzüge lang. Mit jeder Einatmung ziehst du den Rücken etwas länger, mit jeder Ausatmung sinkst du etwas tiefer.

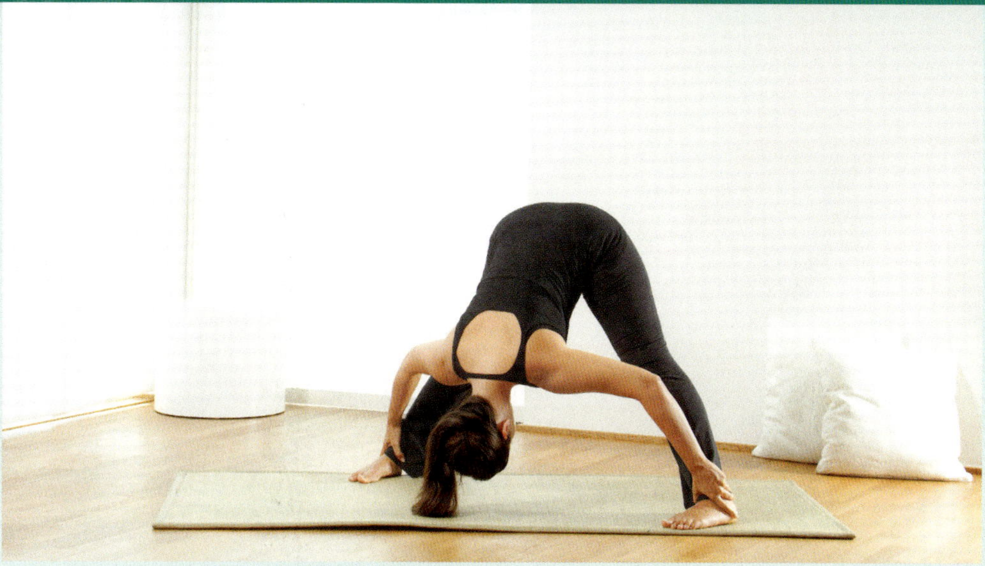

Entspanne dann ein paar Atemzüge mit lose baumelndem Rücken, der jetzt rund sein darf. Und rolle dich dann mit rundem Rücken Wirbel für Wirbel wieder in den Stand.

**▌Übrigens …**

wenn die Hände arg weit weg vom Boden sind oder du deinen Rücken runden musst, um die Hände zum Boden zu bekommen, dann setze dir Blöcke unter die Hände (oder Bücher, wenn du keine Blöcke zur Hand hast).

# PARIVRITTI PRASARITA PADOTTANASANA
*Gedrehte Vorbeuge in weiter stehender Grätsche*

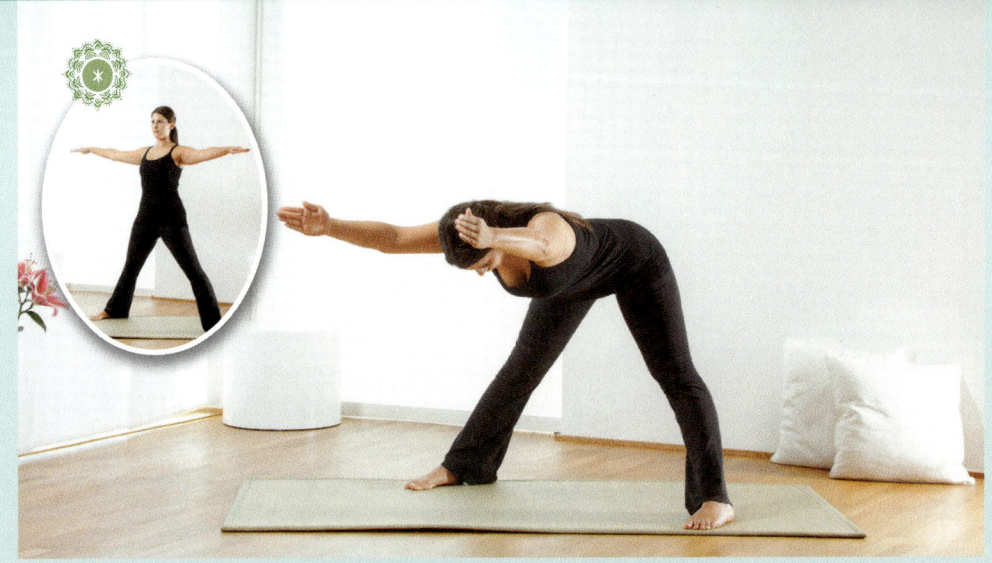

Komm im Stand in eine weite Grätsche und hebe die Arme seitlich auf Schulterhöhe. Entspanne deine Schultern und zieh sie aktiv weg von den Ohren. Aktiviere deine Oberschenkel und dreh sie leicht nach innen. Lass deine Knie gerade ausgerichtet, indem du deine Waden leicht nach außen drückst.

Atme ein und zieh deine Flanken dabei lang. Atme aus und beuge dich auf Hüfthöhe nach vorn. Kipp dafür ein bisschen dein Becken, sodass dein unterer Rücken die natürliche Krümmung beibehält (Lordose). Zieh dich hier in der Einatmung nochmals in die Länge und strecke deine Flanken, so lang du kannst.

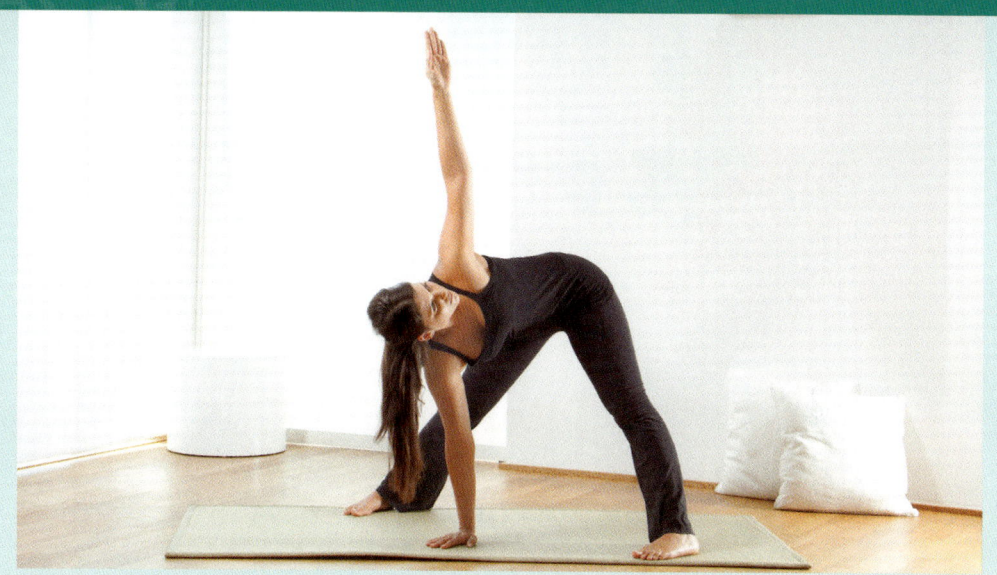

Atme aus und beuge dich zunächst symmetrisch nach vorn, setze deine rechte Hand unter deinem Gesicht auf und dreh dich dann um die Achse deiner Wirbelsäule nach links auf. Heb dabei den linken Arm und bilde mit ihm eine Linie über deine Schultern zum rechten Arm. Deine Hüften bleiben parallel ausgerichtet, und du drehst dich nur aus der Wirbelsäule.

Verweile hier fünf bis sieben tiefe Atemzüge. Zieh mit jeder Einatmung deinen Rücken etwas länger und vertiefe mit jeder Ausatmung die Drehung. Dein Rücken, insbesondere dein unterer Rücken, bleibt lang und gestreckt.

Setze in der Einatmung die linke Hand wieder zum Boden neben die rechte ab und roll dich mit rundem Rücken Wirbel für Wirbel nach oben. Übe die andere Seite und entspanne ein paar Atemzüge mit lose baumelndem Rücken, bevor du wieder in den Stand aufrollst.

**❙ Übrigens …**
du kannst natürlich wieder einen Block benutzen, wenn du die Hände nicht bei geradem Rücken zum Boden führen kannst.

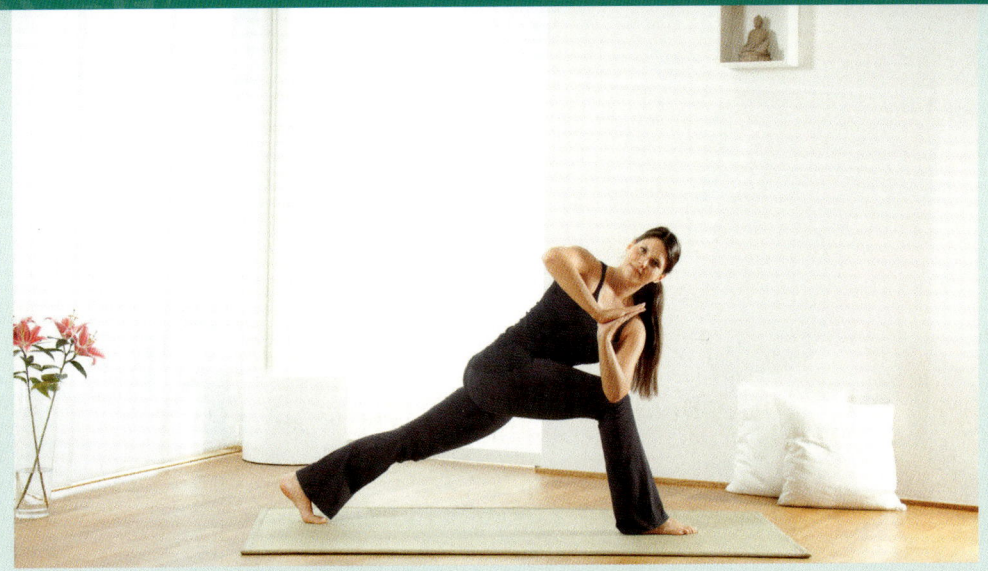

Komm in einen Ausfallschritt mit dem rechten Bein vorn. Achte darauf, dass dein Knie über deinem Fußgelenk ausgerichtet ist. Heb deinen Oberkörper an und stabilisiere dein Becken, indem du deine Bauchmuskulatur aktivierst. Nimm die Hände vor die Brust, deine Daumen berühren dein Brustbein. Atme hier tief ein.

Atme aus und dreh dich mit deinem Oberkörper um die Achse deiner Wirbelsäule nach rechts. Führe deinen linken Ellbogen an die Außenkante des rechten Knies. Deine Daumen bleiben auf der Höhe des Brustbeins. Zieh die rechte Ferse und die linken Zehen zueinander, dadurch bleibt dein Becken parallel ausgerichtet und stabil.

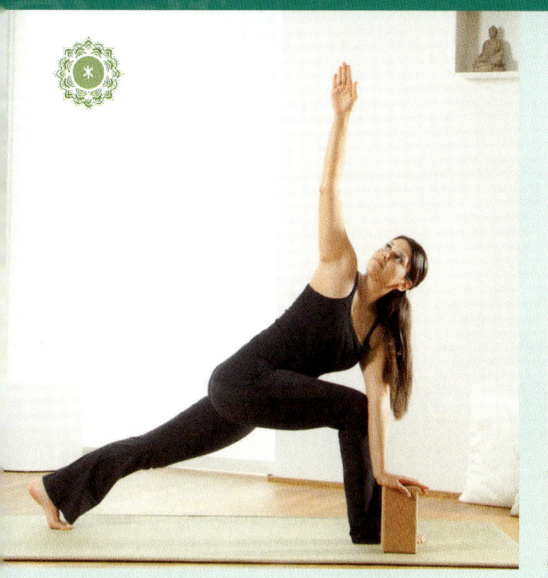

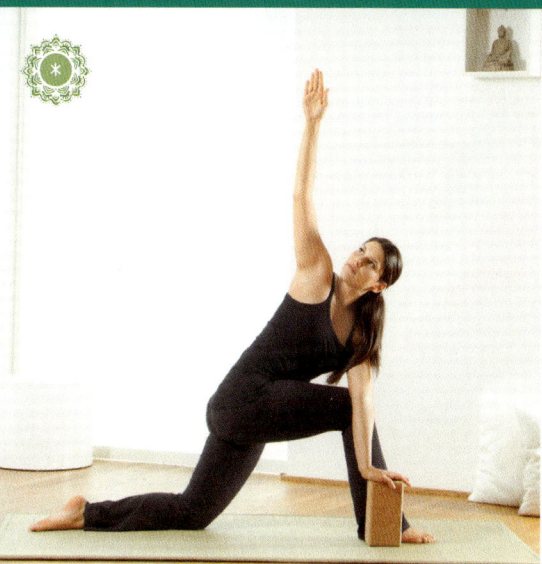

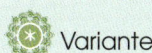 **Variante**

Um gleichzeitig die Schultern und den oberen Rücken noch aktiver zu dehnen, kannst du deine linke Hand auf der Außenseite des rechten Fußes am Boden oder auf einen Block absetzen und den rechten Arm in einer Linie mit dem linken und den Schultern gen Decke strecken. Drück mit der linken Hand in den Boden oder auf den Block und zieh dich gleichzeitig mit dem rechten Arm nach oben, um nicht einzusinken.

**Übrigens ...**

wenn dir diese Variante guttut, aber zu anstrengend ist, dann senke einfach das linke Knie ab (Variante rechts). Behalte den Rest der Ausrichtung bei.

Verweile in deiner Variante drei bis fünf tiefe Atemzüge. Zieh mit jeder Einatmung deinen Rücken etwas länger und vertiefe mit der Ausatmung die Drehung. Dein Rücken, insbesondere dein unterer Rücken, bleibt lang und gestreckt.

Komm in der Einatmung wieder mit dem Oberkörper in die Mitte und kurz in den Herabschauenden Hund, bevor du die andere Seite übst.

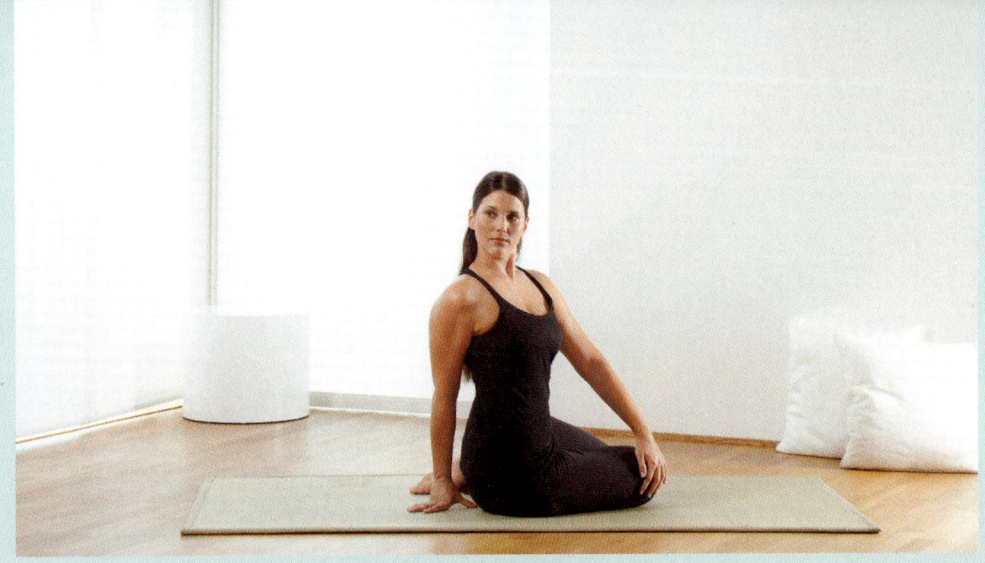

K omm in den Fersensitz und lass deinen Po einfach zur rechten Seite fallen. Atme ein und zieh deine Wirbelsäule über die Krone des Kopfes lang nach oben. Atme aus und dreh dich um die Achse deiner Wirbelsäule auf die rechte Seite. Leg deine linke Hand auf dein rechtes Knie und stütze dich mit der rechten Hand seitlich ab.

Verweile fünf bis sieben tiefe Atemzüge. In der Einatmung ziehst du dich lang, in der Ausatmung vertiefst du die Position. Komm in der Einatmung aus der Asana raus und bleib ein paar Atemzüge im neutralen Fersensitz, bevor du die andere Seite übst.

**Attention please!**

Achte darauf, dass du dich weder nach vorn noch zurück, noch zur Seite neigst. Stell dir vor, deine Wirbelsäule ist wie ein Korkenzieher, der sich zwar dreht, aber ganz gerade ist.

**❙ Übrigens ...**

ein Wort zur Fußstellung. Deine Füße bleiben so, wie sie fallen, dein rechter Fuß landet wahrscheinlich am linken Knöchel, manchmal auch an der linken Fußsohle. Es sollte nichts zwacken, sondern bequem sein.

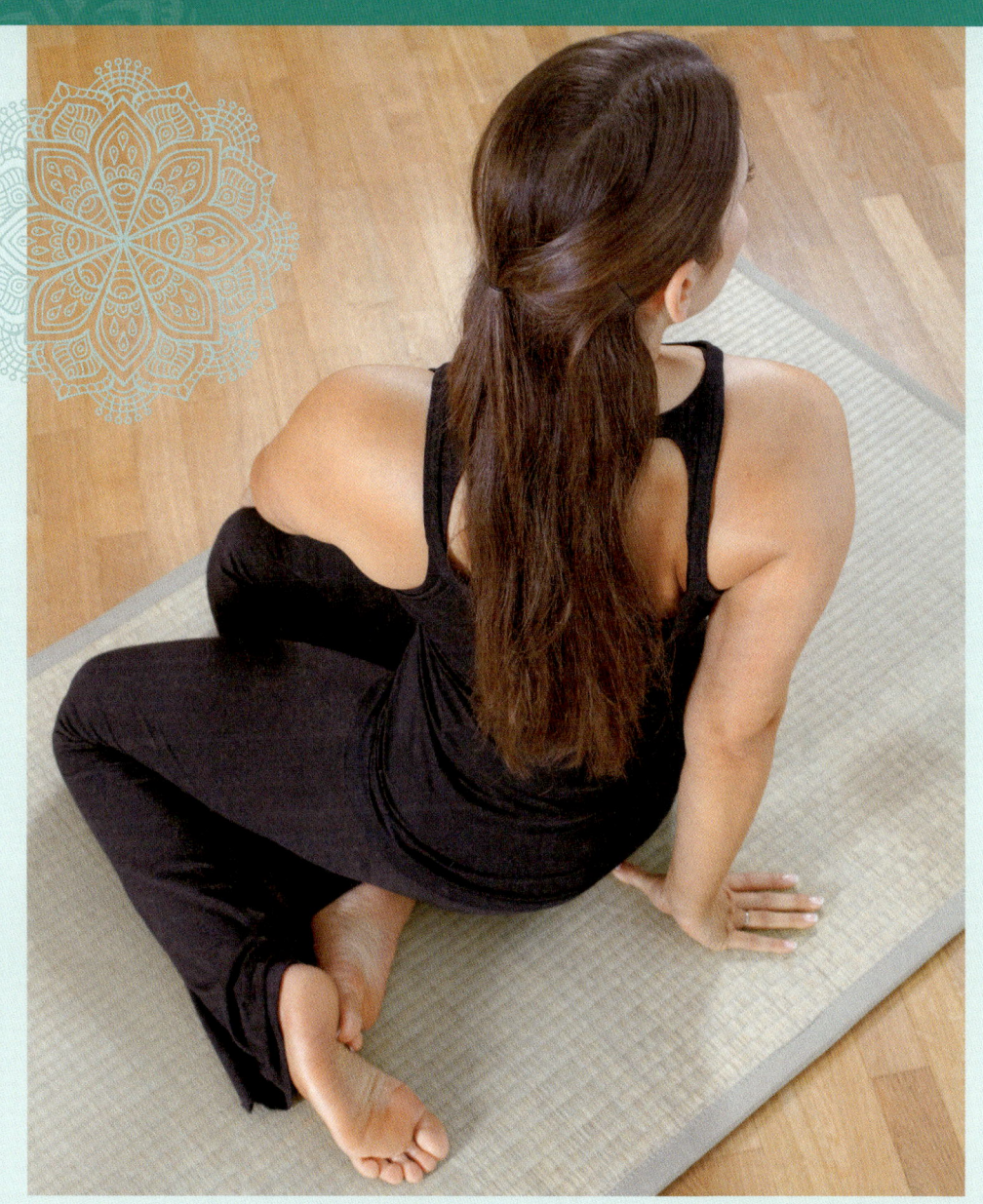

# UPAVISHTA KONASANA
*Vorbeuge in weiter sitzender Grätsche*

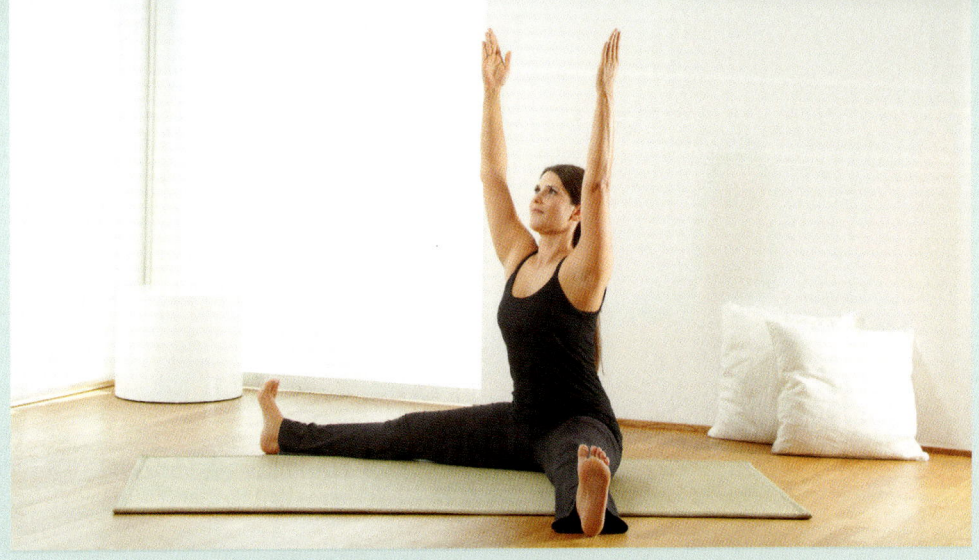

Komm im Sitzen in eine weite Grätsche. Flexe deine Füße und aktiviere deine Beinmuskulatur. Strecke in der Einatmung die Arme nach oben und zieh deine Wirbelsäule über die Krone deines Kopfes lang. Lass dein Becken und deinen Rücken gerade aufgerichtet. Behalte auch hier die natürliche Krümmung in der unteren Wirbelsäule bei.

Atme aus und beuge dich aus der Hüfte nach vorn. Setze die Hände dort auf, wo sie landen, wenn du deinen Rücken gerade hältst. Zieh in der Einatmung nochmals dein Brustbein und deine Kehlkopfgrube nach vorn und sinke in der Ausatmung etwas tiefer. Wiederhole diese Aktion zwei bis drei Mal, bis du die maximale Länge aus deinem unteren Rücken geholt hast. Dort entspannst du die Arme, die Schultern und die Nackenmuskulatur und lässt den Kopf ruhig einmal hängen. Dein unterer Rücken bleibt lang, dein oberer darf sich runden.

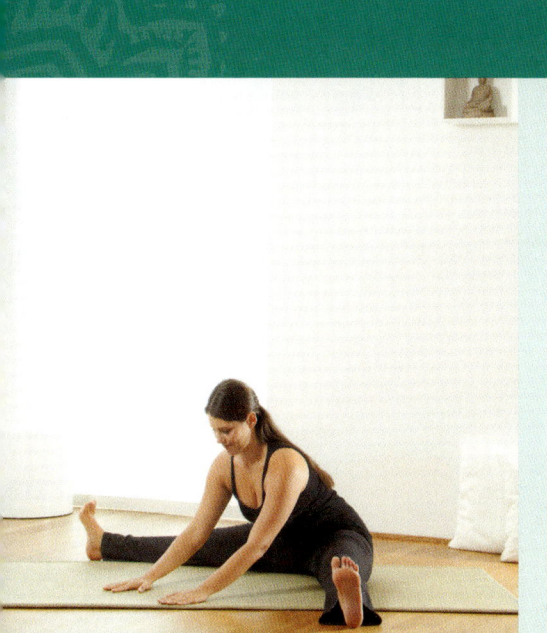
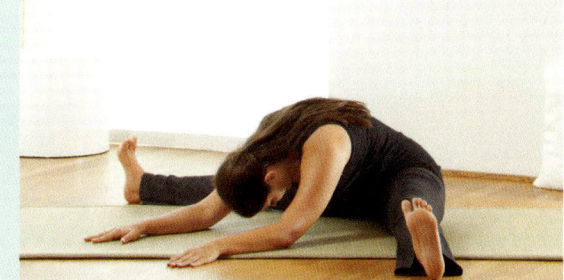
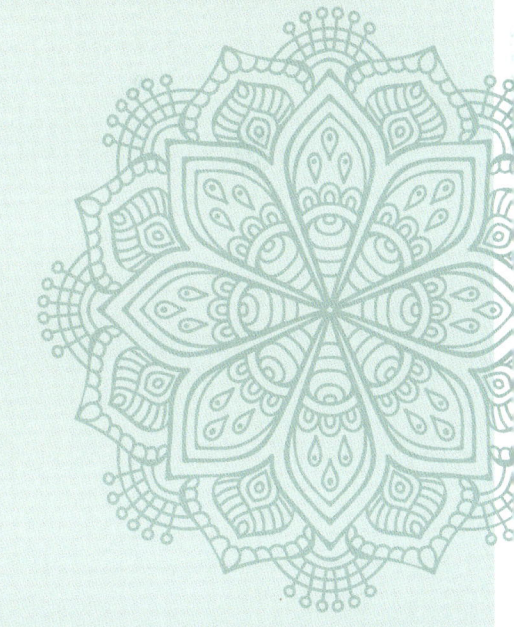

**❚Übrigens ...**

wenn du nicht aufrecht sitzen kannst,
sondern in der Ausgangsposition im unteren Rücken rund wirst, dann setze dich
auf ein Kissen oder lass die Beine leicht
gebeugt.

# FLOW

## *IDEAL für ABENDS*

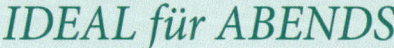

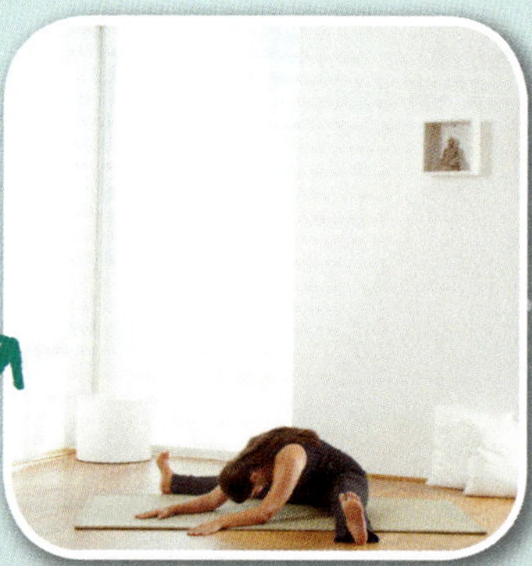

Diese Sequenz wirkt gleich in mehrerer Hinsicht gegen Verspannungsschmerzen. Sie löst selbst starke Verspannungen in der Wirbelsäule und in den Faszienketten – die der Körperrückseite durch die Vorbeugen und die der Spiralkette durch die Twists. Außerdem entspannt sie die großen Muskelstrukturen in der Hüfte, die bei Verspannungen auch am Rücken »zerren«.

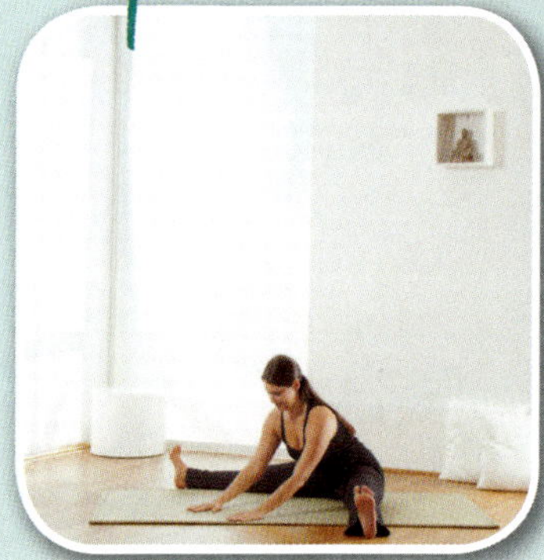

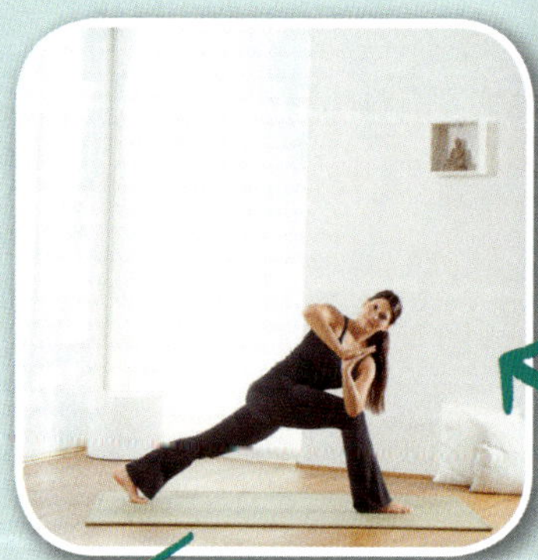

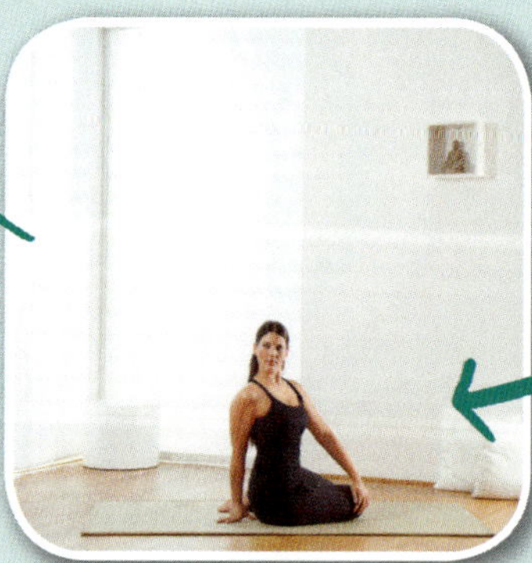

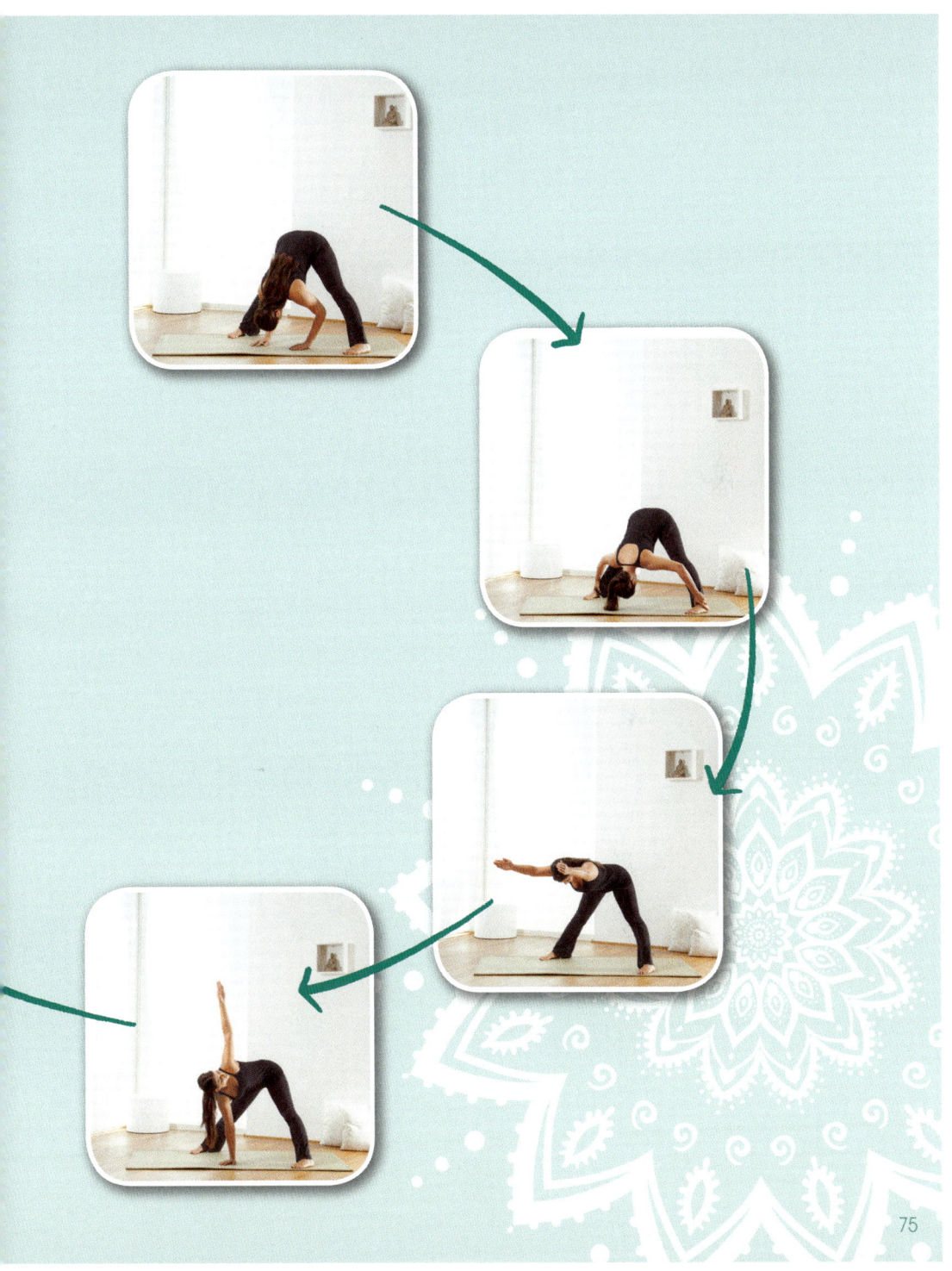

# Dehne deinen Rücken passiv

Dieses Kapitel steht ganz unter dem Motto »Entspannung pur«. Durch die Dehnungen der Körperrückseite und der Hüfte werden zum einen die Wirbelsäule, insbesondere die Lendenwirbelsäule, entlastet und die Rücken- und Hüftmuskulatur gedehnt. Zum anderen unterstützen die einfachen Asanas den Prozess, in die Ruhe zu finden und alle Anspannung loszulassen. Das ist allerdings bekanntermaßen oft leichter gesagt als getan. Deshalb ist die bewusste Atemlenkung in der Asana-Praxis oder als eigenständige Atemübung in dieses Kapitel integriert – unterstützt sie doch erheblich die Fähigkeit, sich zu entspannen und innerlich zumindest für eine Weile ruhig zu werden, egal was im Leben gerade los ist.

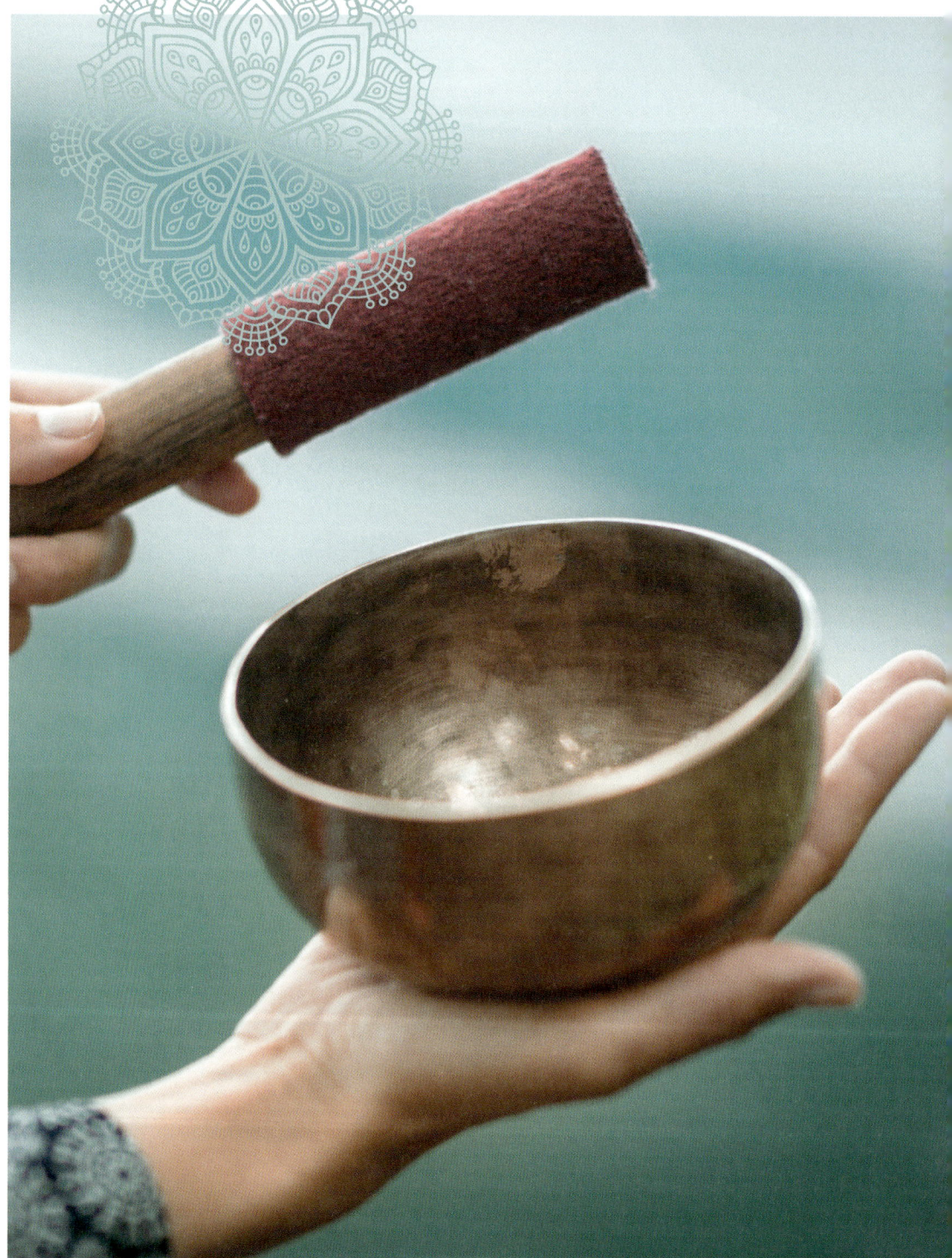

# Kombiniere passive Dehnungen mit einer bewussten Atmung

Neben allen körperlichen Aspekten, die zu Rückenschmerzen führen können, ist deine Stressbelastung bei Rückenschmerzen ebenso relevant. Leistungs- und Zeitdruck oder berufliche und private Sorgen manifestieren sich gern in Form von Rückenschmerzen. Deshalb ist es auch im größten Trubel umso wichtiger, Inseln der Entspannung zu finden – und zwar auf körperlicher, mentaler und emotionaler Ebene. Neben der körperlichen Praxis hast du mit einer bewussten Atmung ein sehr einfaches Werkzeug zur Hand, mit dem du unmittelbar den Level deiner Anspannung bzw. Entspannung beeinflussen kannst. Und das Geniale ist: Dein Atem ist immer bei dir und immer nutzbar, auf und jenseits der Matte.

## Eine betonte Ausatmung entspannt und beruhigt

Im Normalfall schenkst du deiner Atmung wahrscheinlich nicht so viel Aufmerksamkeit. Dabei gibt es ein eindeutiges Wechselspiel zwischen deinem Gemütszustand und deiner Atmung, da sie direkten Einfluss auf das zentrale Nervensystem hat. Wenn du deine Atmung vertiefst und darüber hinaus bewusst deine Ausatmung betonst, sprichst du den Parasympathikus-Nerv an, der für die Entspannung zuständig ist. Dein zentrales Nervensystem bekommt die Nachricht: »Alles in Ordnung. Entspann dich.« Und dieses

Wechselspiel zwischen Atmung und zentralem Nervensystem kannst du dir in der Kombination mit Asanas zunutze machen. Oder du kannst es als eigenständige Atemübung, ein sogenanntes Pranayama, nutzen, wenn du gerade keine Gelegenheit hast, körperlich zu üben. Unter Prana versteht der Yogi die Lebensenergie, die wir (neben der Nahrung, im Übrigen auch der geistigen) mit der Atmung zu uns nehmen.

1. In Kombination mit den Asanas dieses Kapitels eignet sich besonders die unregelmäßige Atmung mit betonter Ausatmung.
2. Als eigenständige Atemübung eignet sich besonders die Mondatmung:

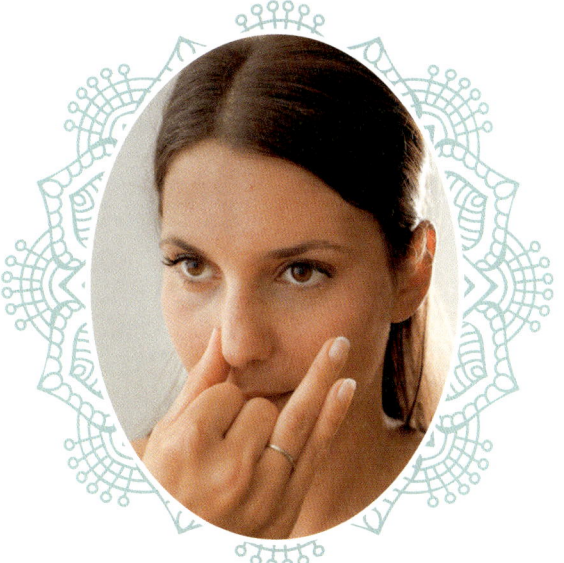

# Die unregelmäßige Atmung
# mit betonter Ausatmung

Visamavritti Pranayama, wie die unregelmäßige Atmung auf Sanskrit genannt wird, kannst du wunderbar mit den fünf Asanas dieses Kapitels kombinieren. Natürlich kannst du sie auch überall und jederzeit eigenständig üben, im Supermarkt in der Kassenschlange, in der Bahn, im Flugzeug …

## Integriere die unregelmäßige Atmung in deine Asana-Praxis

1. Achte darauf, dass du deinen gesamten Körper entspannst, insbesondere deinen Schulter- und Beckengürtel.
2. Richte deine Aufmerksamkeit auf deine Atmung und beobachte erst einmal ihren natürlichen Fluss. Dabei wirst du merken, wie tief oder wie flach du atmest und wie sich das anfühlt.
3. Lenke nun bewusst deine Atmung: Atme auf zwei Zählzeiten ein und atme auf zwei Zählzeiten aus. Atme weiter auf zwei ein, aber auf drei aus. Atme wieder auf zwei ein, verlängere deine Ausatmung aber auf vier.
4. So kommst du bei Verhältnis von 2 zu 4 an, das heißt, deine Ausatmung ist doppelt so lang wie deine Einatmung. Wenn dein Atemvolumen es zulässt, kannst du das Verhältnis auch auf 3 zu 6 oder 4 zu 8 steigern.

5. Finde den richtigen Rhythmus für dich, der im Übrigen von Tag zu Tag unterschiedlich sein kann. Deine Atmung sollte jederzeit unangestrengt und bequem fließen können.
6. Behalte dein für dich optimales Verhältnis zwischen Ein- und Ausatmung bei und nimm die jeweilige Asana wie auf den folgenden Seiten beschrieben ein. Atme so weiter, auch in den Pausen, wenn du die Seiten wechselst oder zur nächsten Asana übergehst.
7. Am Ende deiner Praxis gleichst du die Ausatmung wieder über mehrere Atemzüge der Einatmung an.
8. Spüre nach, ob und wenn ja wie die Betonung der Ausatmung bei dir gewirkt hat, natürlich wieder auf allen Ebenen – körperlich, mental und emotional.

# Die entspannende und beruhigende Mondatmung

Um die Wirkung der Mondatmung (sanskrit: Chandra Bedhana) zu verstehen, braucht es ein bisschen Hintergrundwissen zur yogischen »Anatomie«. In den Yoga-Schriften wird berichtet, dass Yogis in tiefer Meditation auf ein System von Energiekanälen (sanskrit: Nadis) im Körper gestoßen sind. Diese lassen sich heute mit den Blutbahnen vergleichen, auch wenn dies keine konkrete anatomische Entsprechung ist.

## 72 000 Energiekanäle fließen durch deinen Körper

Angeblich gibt es über 72 000 dieser Energiekanäle! Wie es die Yogis geschafft haben, auf diese Zahl zu kommen, ist mir in der Tat ein Rätsel. Aber vieles im Yoga ist nicht »erwiesen«, sondern durch Meditation und Praxis erforscht. Versuche dir vorzustellen, dass deine Lebensenergie durch diese Kanäle fließt.

## Die wichtigsten Nadis

Der Haupt-Energiekanal (sanskrit: Sushumna Nadi) verläuft vom Steißbein entlang des Wirbelkanals bis hoch zur Krone des Kopfes. Dieser Energiestrom ist im yogischen Verständnis meist recht schwach ausgeprägt, da er von Blockaden körperlicher (z. B. Verspannungen!) oder geistiger Natur (z. B. Stress!) gebremst wird. Ida und Pingala, die zweitgrößten Energiekanäle, beginnen an der Basis der Wirbelsäule und schlängeln sich entlang der Wirbelsäule, kreuzen diese in bestimmten Energiezentren (sanskrit: Chakren), bis sie schließlich in den Nasenlöchern ankommen. Ida endet am linken Nasenloch und wird mit der weiblichen Energie verbunden (Mond-Energie), also mit der passiven, kühlen, ruhigen, ausgleichenden Energie. Pingala endet am rechten Nasenloch und wird mit der männlichen Energie verbunden (Sonnen-Energie), also mit der aktiven, feurigen, energetischen, antreibenden Energie. Dieses Prinzip machst du dir in der Mondatmung (sanskrit: Chandra Bedhana) zunutze.

## So übst du die Mondatmung

Du kannst sie jederzeit und überall üben, wenn du Entspannung brauchst.

1. Atme ein paarmal durch beide Nasenlöcher ein und aus.
2. Halte dir dann das rechte Nasenloch mit dem rechten Daumen zu und atme ausschließlich durch das linke Nasenloch ein und aus.
3. Achte darauf, dass dein Kopf gerade bleibt.
4. Atme 25 bis 30 Atemzüge.
5. Spüre wieder einen Moment nach.

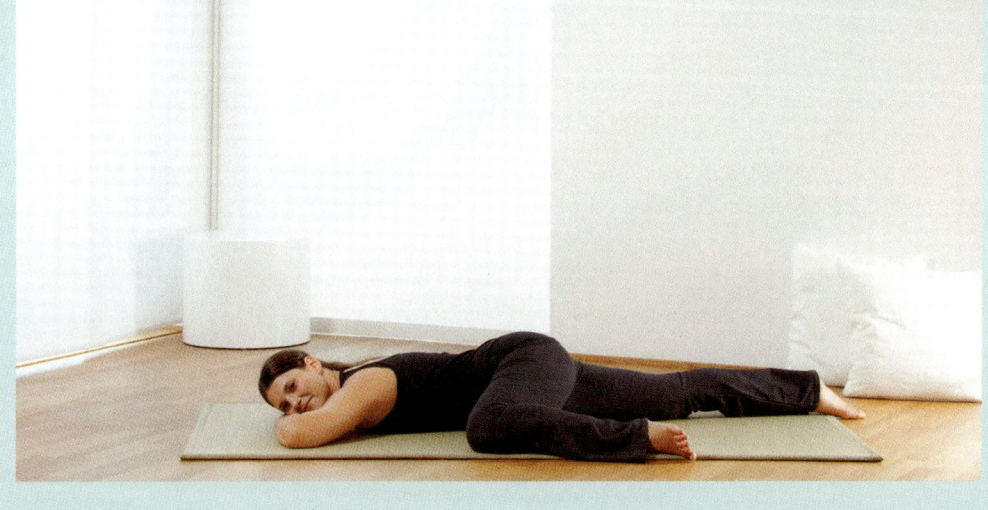

Komm in die Bauchlage und leg die Handflächen aufeinander, sodass du deine rechte Schläfe wie auf einem kleinen Podest ablegen kannst. Winkle dein linkes Knie an und zieh es hoch in Richtung Brust, bis dein Knie ungefähr auf Hüfthöhe liegt. Variiere die Position deines Knies, bis du eine angenehme Entspannung im unteren Rücken verspürst. Dein rechtes Bein bleibt gerade nach hinten ausgestreckt, dein Fußspann liegt auf.

Entspanne deinen gesamten Körper und verweile sieben bis zehn tiefe Atemzüge so. Streck dann dein linkes Bein wieder nach hinten aus, heb deinen Kopf leicht an und leg deine Stirn auf das Podest. Bleibe einen Moment in der neutralen Bauchlage, bevor du die andere Seite übst.

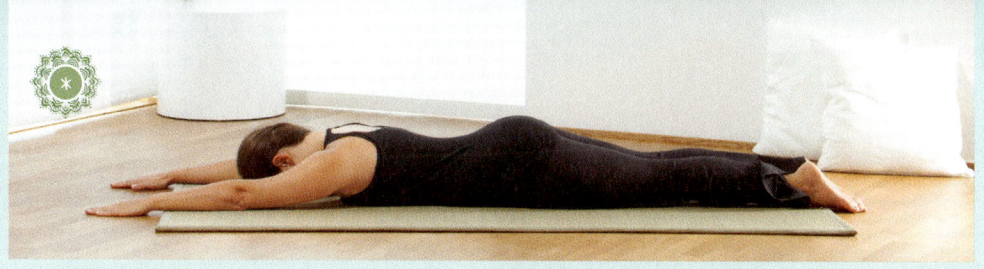

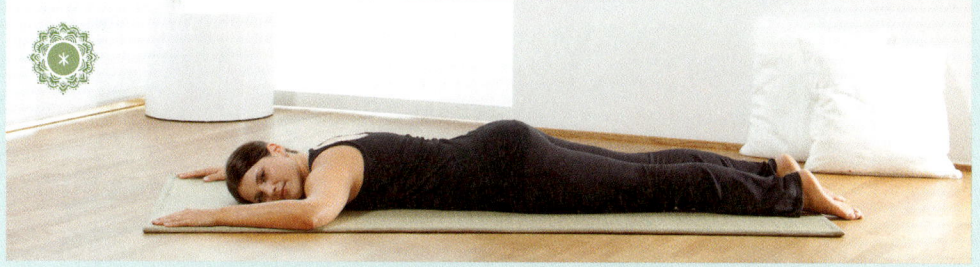

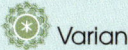 Varianten

Streck deine Arme in der Bauchlage nach vorn und deine Beine nach hinten. Stell dir vor, es zieht dich jemand an den Finger- und Fußspitzen in die Länge. Auch die Krone deines Kopfes zieht nach vorn, dein Steißbein zu den Fersen. Schaffe Raum zwischen den Wirbeln, indem du dich zwei bis drei Mal in jeder Einatmung verlängerst.

Hast du deine maximale Länge erreicht, bleibst du einfach so sieben bis zehn tiefe Atemzüge liegen.

Spiele mit deiner Armhaltung. Wenn die ausgestreckten Arme dir nicht guttun, dann leg deine Arme in die sogenannte Kaktushaltung. Winkle deine Ellbogen auf Schulterhöhe 90 Grad an und entspanne so deine Schultern.

Remember … die betonte Ausatmung (siehe Seite 80) bringt dich noch tiefer in die Entspannung.

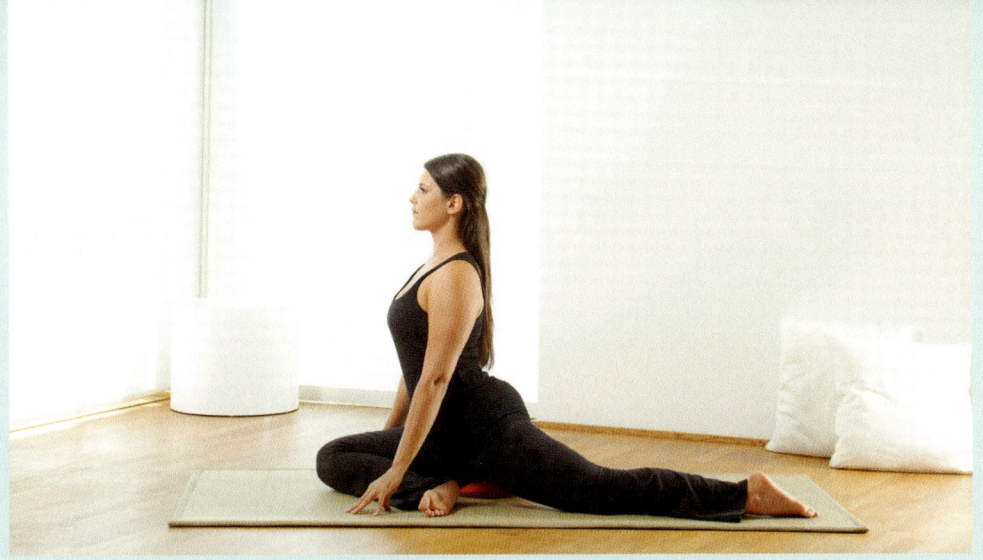

Setze dich mit angewinkelten Beinen aufrecht hin. Führe dann dein linkes Bein ausgestreckt und gerade nach hinten und leg den Fußspann auf. Versuche die Hüfte des rechten Beines so weit wie möglich zu öffnen, indem du dein Knie Richtung rechte Hand und deinen Fuß Richtung linke Hand führst.

Setze deine Hände auf und zieh dich in der Einatmung in die Länge. Beuge dich in der Ausatmung mit geradem Rücken nach vorn. Finde eine angenehme Haltung für deine Arme. Streck sie entweder aus und leg die Stirn auf dem Boden ab. Oder bau dir ein Podest mit deinen Handflächen oder deinen Fäusten, auf dem du deine Stirn ablegen kannst. Sollte dies zu tief sein, stütze dich auf den Ellbogen auf und lass dein Kinn in deine Handteller sinken. So oder so entspanne deinen kompletten Körper.

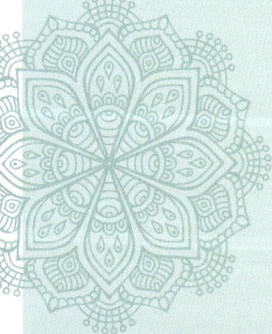

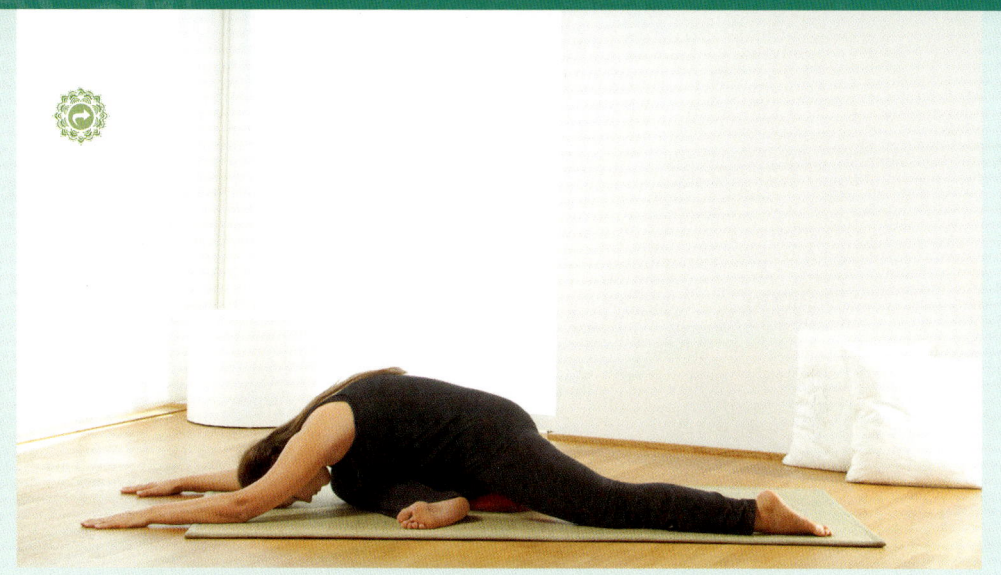

Entspanne deinen gesamten Körper und verweile sieben bis zehn tiefe Atemzüge. Richte dich langsam in der Einatmung wieder auf und zieh dein linkes Bein wieder nach vorn. Bleib einen Moment im neutralen Sitz, bevor du die andere Seite übst.

Remember ... atme genau dahin, wo du Spannung verspürst! Und betone wieder die Ausatmung (siehe Seite 80).

## Übrigens ...

wenn die Hüfte deines vorderen Beins abhebt und du deshalb Mühe hast, deine Hüften parallel nach vorn ausgerichtet zu halten, dann leg dir ein Kissen unter die Hüfte.

## Attention please!

Sollte der Winkel im vorderen Knie schmerzen, dann verkleinere den Winkel so weit, bis deine Ferse unter dem Schambein liegt.

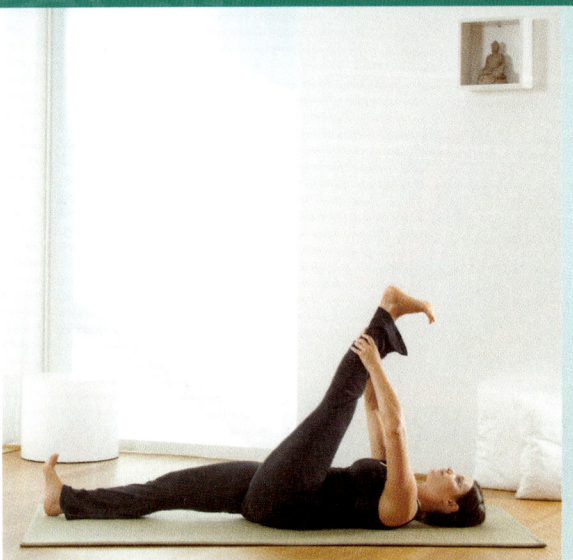
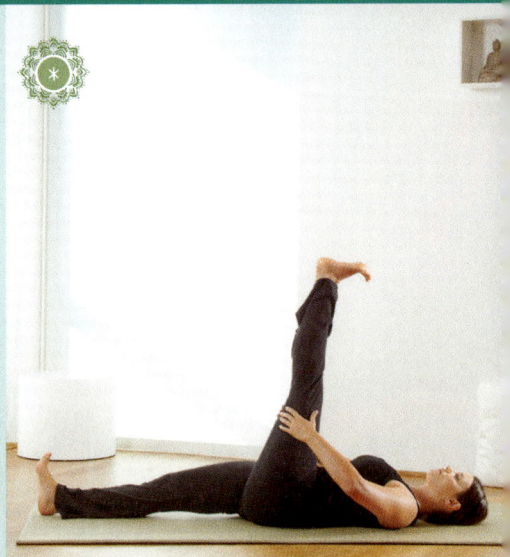

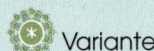

Komm in die Rückenlage und zieh in der Einatmung das linke Bein angewinkelt zu deinem Oberkörper. Fasse das Bein an der Wade oder, wenn du sehr flexibel bist, am Fuß oder am großen Zeh. Aktiviere in beiden Beinen ein wenig deine Beinmuskulatur und flexe die Füße.

Finde in der Einatmung Länge im Rücken und strecke es in der Ausatmung. Zieh es dabei so nah wie möglich Richtung Oberkörper, ohne diesen dabei anzuheben. Dein gesamter Körper bleibt am Boden.

### Variante

Solltest du das Bein nicht an der Wade greifen können, halte dich einfach am Oberschenkel fest. Verweile in deiner Variante sieben bis zehn tiefe Atemzüge lang und übe dann die Variante zur Seite.

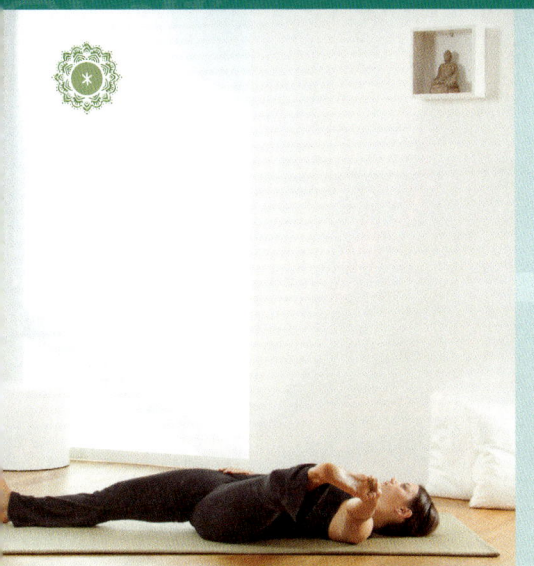
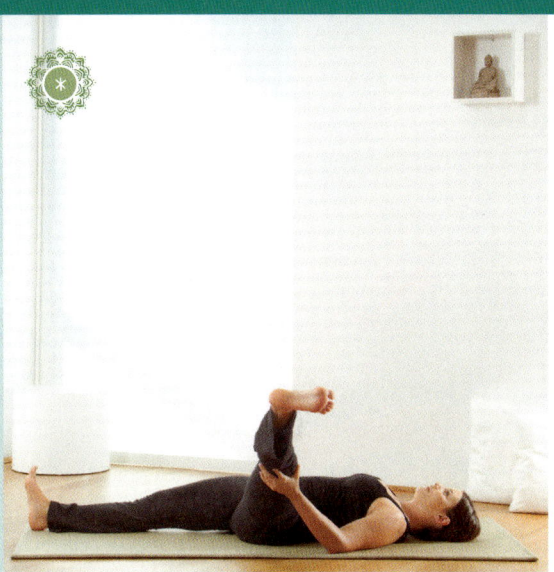

Variante zur Seite

Lass in deiner letzten Ausatmung dein gestrecktes linkes Bein zur Seite sinken, so weit wie es deine Hüfte zulässt. Leg deine Hand auf die rechte Hüfte, um ihr den Impuls zu geben, am Boden zu bleiben. Stütze dein Bein gegebenenfalls mit der linken Hand ab, damit du so wenig Muskelanstrengung wie möglich brauchst und in der Hüfte loslassen kannst. Verweile in deiner Variante sieben bis zehn tiefe Atemzüge und zieh das Bein in der Einatmung wieder in die Mitte. Strecke beide Beine am Boden aus und bleib einen Moment in der neutralen Rückenlage, bevor du die andere Seite übst.

Remember ... mit Viloma Pranayama (siehe Seite 80) entspannst du noch mehr.

# APANASANA
*Knie-zum-Kinn-Position dynamisch*

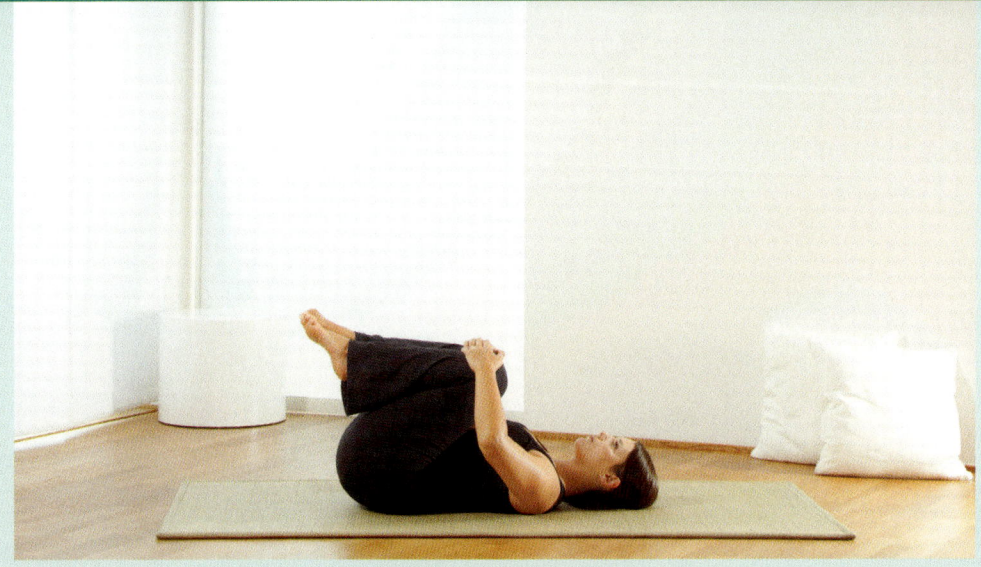

Komm in die Rückenlage und zieh beide Knie in Richtung Brust. Leg deine Hände auf deine Knie und schiebe sie in der Einatmung von deinem Körper weg, bis sich deine Arme strecken. Zieh die Knie dann in der Ausatmung wieder nah an deine Brust heran.

Wiederhole diese Abfolge im Rhythmus deiner Atmung sieben bis zehn Mal.

Remember ... die betonte Ausatmung (siehe Seite 80) lässt dich noch tiefer in die Entspannung finden.

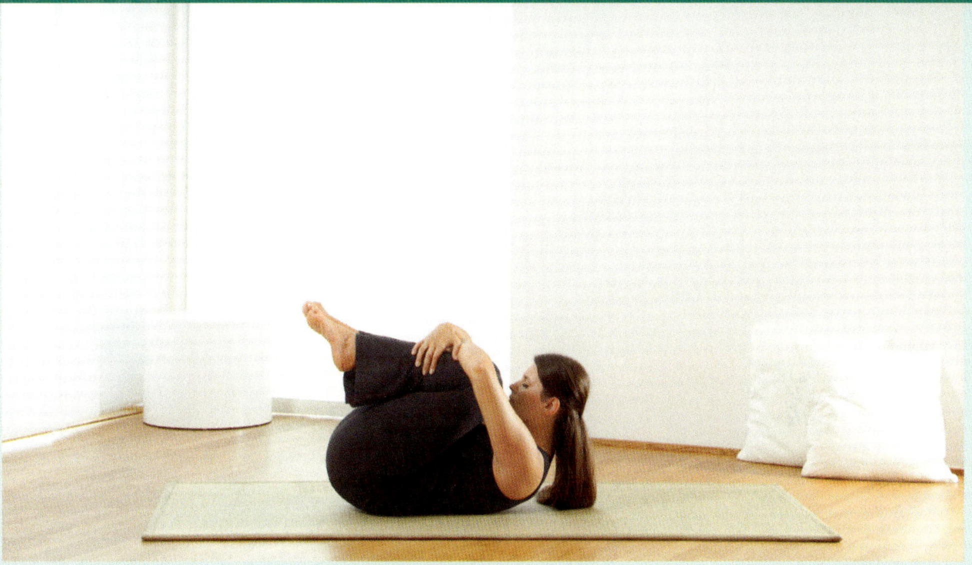

Beim letzten Mal hältst du die Knie so nah wie möglich an deiner Brust und hebst in der Einatmung deine Schultern vom Boden ab und deine Stirn zu den Knien. Halte hier die Atmung so lange an, wie du kannst, und verteile sie in deinem gesamten Körper. Kurz bevor du platzt, lässt du in der Ausatmung alles los und kommst in die Rückenlage.

**Übrigens ...**
lass dir auf gar keinen Fall eine kurze Entspannung entgehen, z. B. in der »Liegenden Schulterhaltung« (siehe nächste Seite).

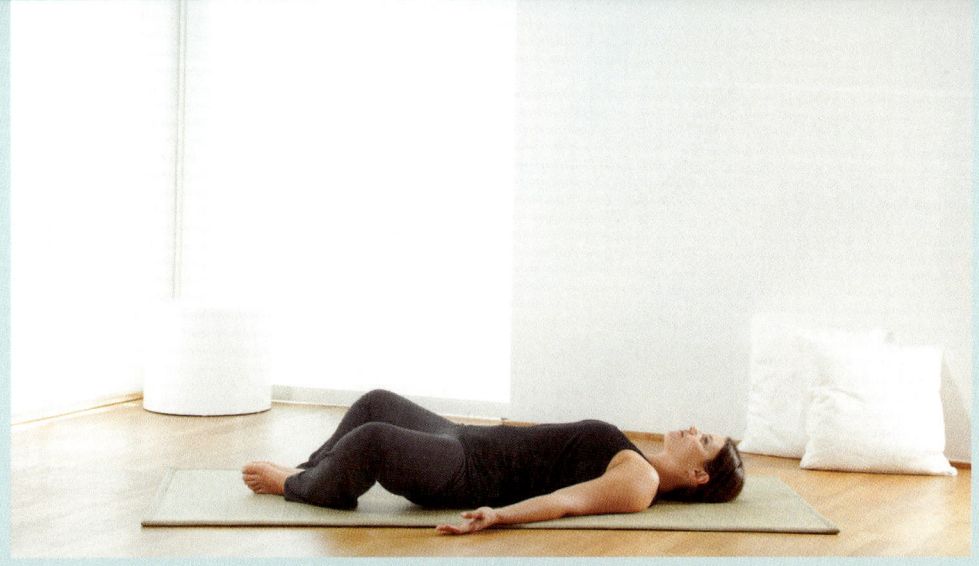

Komm in die Rückenlage und winkle deine Beine an. Leg die Fußsohlen aufeinander und zieh die Fersen, so weit es dir angenehm ist, in Richtung Schambein. Lass die Knie entspannt zur Seite fallen. Schließe die Augen und lass deine Atmung sanft fließen. Vertiefe die Atmung mit jedem Atemzug und lenke sie genau dorthin, wo du Anspannung verspürst.

Verweile 15 bis 20 tiefe Atemzüge. Diese Asana sollte durch und durch angenehm und bequem sein.

### Entlastung für die Hüfte

Solltest du Unterstützung für deine Knie brauchen, um in der Hüfte ganz zu entspannen, kannst du dir entweder Blöcke oder gerollte Decken unter die Knie legen. Oder du formst mit deinen Händen Fäuste und legst sie dir unter die Oberschenkel. Suche eine Variante, in der du komplett entspannen und alles loslassen kannst.

### Entlastung für den unteren Rücken

Leg dir eine gerollte Decke nah an deinen Po heran, in die Kuhle zwischen Po und Oberschenkelanfang. So kann dein Becken leicht kippen und dein unterer Rücken entspannen.

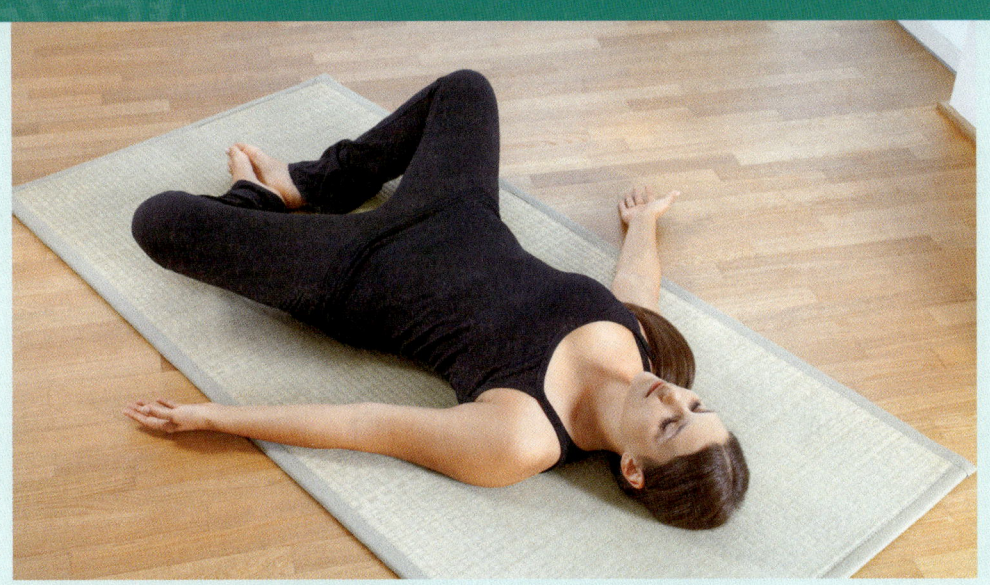

## Entlastung für den oberen Rücken

Leg dir ein längliches Kissen eine Handbreit hinter deinem Steißbein hin und rolle dich in der Länge deiner Wirbelsäule auf dem Kissen ab. Heb nochmals dein Becken und zieh die Lendenwirbel lang. Lass beide Arme zur Seite fallen. Sollte dein Kopf nicht auf dem Kissen landen, nimm ein zweites oder einen Block hinzu, um deinen Kopf abzulegen.

**Remember** ... Arbeite mit deiner Vorstellungskraft: Stell dir vor, dass du die Energie deiner vertieften Ausatmung genau dahin lenken kannst, wo du sie am allermeisten brauchst. Scanne immer wieder durch deinen Körper und beobachte aufmerksam, was in deinem Körper vorgeht.

# Meditation –
## Abschluss oder eigenständige Praxis

Zum Abschluss deiner Praxis kannst du die sehr beruhigende und entspannende Mondatmung üben (siehe Seite 81), oder du nimmst dir noch ein paar Minuten für eine Meditation, die deinen Rücken auf mentaler Ebene stärkt.

Vielleicht gehörst du ja zu den vielen Menschen, die sagen, Meditation sei nichts für sie, weil du meinst, du dürftest in der Meditation an nichts denken. Das ist aber gar nicht so! Du kannst allerdings mit ein bisschen Übung deinen Gedankenfluss verlangsamen und aus dem ewig gleichen Gedankenrad aussteigen. Du lernst, dir beim Denken zuzuschauen, und stellst fest, dass du die gleichen Gedanken immer und immer wieder denkst. Und diese immer gleichen Gedanken verursachen oft viel Stress. Was wiederum verkrampfte Haltungen mit sich bringt und Gift für deinen Rücken ist. Es lohnt sich also, die Gedanken zur Ruhe zu bringen.

## Positive Wirkungen von Meditation

Grundsätzlich sagt die Yoga-Philosophie, dass der Zustand von Yoga erreicht ist, wenn die Bewegungen des Geistes zur Ruhe kommen. Und Meditation ist der Königsweg dahin, denn in der Ruhe lädst du deine Akkus wieder auf und reduzierst dein Stresspotenzial, findest Ausgeglichenheit und Gelassenheit und kannst dich wieder auf das Wesentliche konzentrieren. Du musst in der Meditation nichts erreichen und auch nichts können. Alles geschieht vollkommen absichtslos und auch konzeptlos, ohne jede Vorstellung davon, ob und wenn ja was denn nun passieren soll.

## Wann, wo und wie lange?

Du kannst immer und überall meditieren. Einfacher wird es jedoch, wenn du die Meditation in deinen Tagesablauf einfügst, um eine Routine zu entwickeln, zum Beispiel nach deiner Asana-Praxis. Die Länge bestimmst du selbst. Es können ein paar Minuten sein bis hin zu einer halben oder ganzen Stunde.

## Wähle deinen Rücken als Meditationsgegenstand

Du kannst im Sitzen, Gehen, Stehen oder Liegen meditieren. Letzteres birgt natürlich die Gefahr, dass man einschläft, deshalb üben die meisten im Sitzen. Der Sitz sollte bequem sein, denn es wird dir anfänglich ohnehin recht schwerfallen, ruhig sitzen zu bleiben. Die Beine drohen einzuschlafen, der Körper zwickt und zwackt, die Gedanken rasen. Mit ein bisschen Übung jedoch wird es dir leichter fallen, ruhig zu sitzen. Ob auf einem Stuhl oder im Schneidersitz mit gekreuzten Beinen:

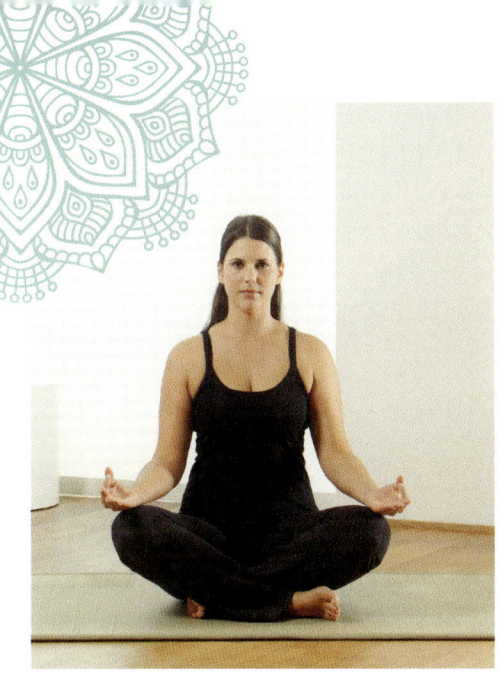

### Konzentriere dich auf deine Wirbelsäule

3. Atme ein von deinem Steißbein hoch zur Krone deines Kopfes.
4. Atme aus von der der Krone deines Kopfes runter zum Steißbein.
5. Bleib dabei über die Dauer deiner Meditation, einfach einatmen und ausatmen mit der Konzentration auf deine Wirbelsäule, sonst nichts.

### Lass los, beobachte und beurteile nicht

6. Lass jede Absicht, jedes Wollen oder Müssen los.
7. Lass jede Vorstellung los – richtig oder falsch, gut oder schlecht – und beobachte einfach nur, was passiert, ohne zu bewerten oder zu beurteilen.
8. Lass Gedanken und Gefühle kommen, aber auch wieder gehen.
9. Stell fest, wie leicht oder wie schwer es dir fällt, die Konzentration darauf zu halten. Solltest du mit deinen Gedanken abschweifen – was ziemlich wahrscheinlich ist –, dann kehrst du einfach wieder zur Atmung zurück.

### Spüre nach

Am Ende deiner Meditation spürst du nach, ob sich deine Wirbelsäule freier und entspannter anfühlt.

1. Schließ die Augen oder blicke auf einen Punkt in der Ferne oder am Boden und lass deinen Po, deine Oberschenkel und deine Knie entspannen und schwer werden.
2. Zieh die Wirbelsäule lang und dein Kinn etwas in Richtung Brustbein und leg die Hände entspannt auf die Oberschenkel. Entspanne die Schultern und die Gesichtsmuskulatur.

# FLOW

## *IDEAL für ABENDS*

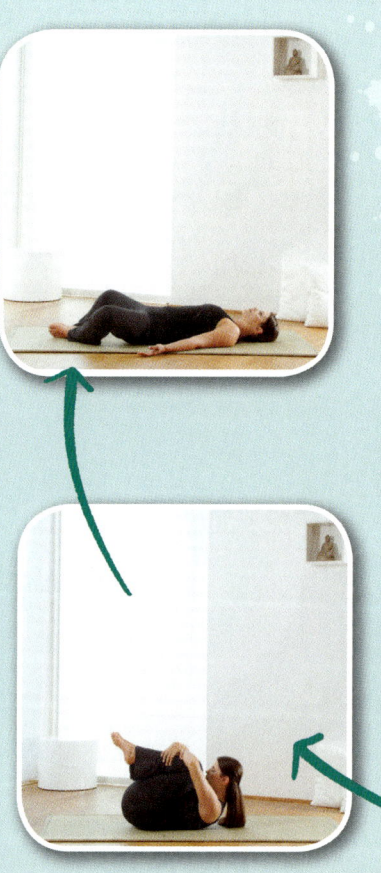

Diese Sequenz wirkt sehr entspannend für den Rücken und zudem beruhigend. Nicht nur auf körperlicher Ebene, sondern auch auf mentaler und emotionaler Ebene. Diese fünf Asanas sind simple, aber in der Kombination mit »Viloma Pranayama«, der betonten Ausatmung. kleine Entspannungswunder für den Rücken und den Geist.
Im Anschluss wirken die Atemübung »Chandra Bedhana«, die Mondatmung, und eine abschließende Meditation noch beruhigender. Sowohl die Atemübung als auch die Meditation kann jedoch jederzeit und überall auch immer wieder zwischendurch geübt werden.

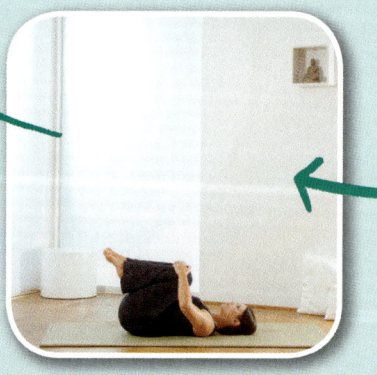

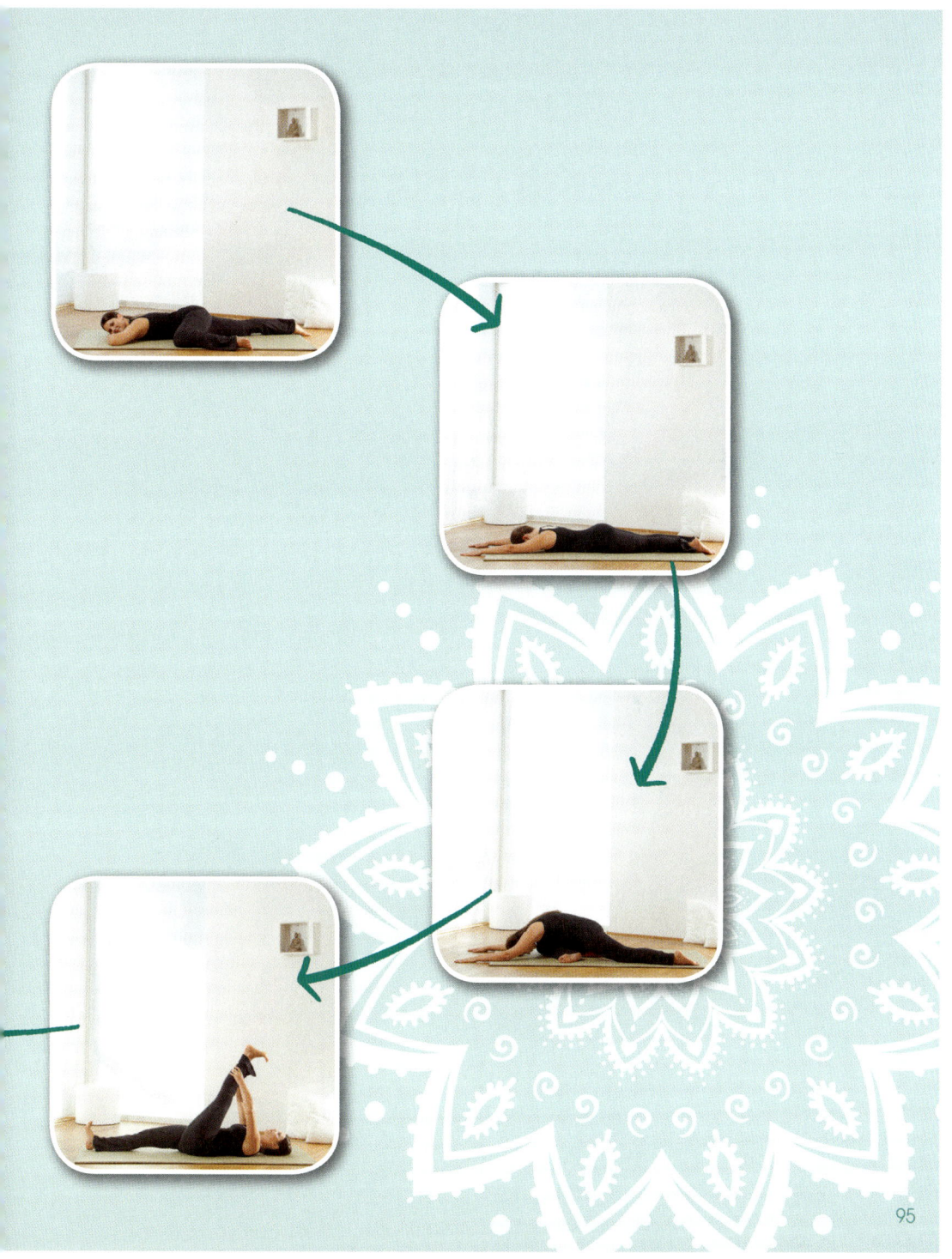

# ÜBUNGSSEQUENZEN NACH ANATOMISCHEN BESONDERHEITEN

# Finde Stärkung und Entlastung bei bestimmten anatomischen Besonderheiten

In diesem Kapitel findest du die typischsten Rückenbeschwerden, die aufgrund von anatomischen Besonderheiten entstehen:

1. durch Bandscheibendegeneration
2. durch einen Flachrücken
3. durch ein Hohlkreuz
4. durch Instabilität des Ilio-Sakral-Gelenks
5. durch einen gereizten Ischiasnerv
6. durch Nacken- und Schulterverspannungen
7. durch eine große Oberweite
8. durch einen Rundrücken
9. durch eine Skoliose

Zu jeder dieser Beschwerden findest du eine oder mehrere besonders wirksame Asanas zur Stärkung und zur Entlastung. Ebenso wird auf Besonderheiten hingewiesen, die es zu beachten gibt, und es werden – wenn sinnvoll – leichte Abwandlungen der Asanas angeboten.

## Ursache abklären

In diesem Rahmen kann natürlich nur sehr vereinfacht auf die individuellen Besonderheiten und nicht auf die Ursachen eingegangen werden. Solltest du unter massiven Beeinträchtigungen leiden, macht es Sinn, einen Arzt, Osteopathen oder Yoga-Therapeuten zurate zu ziehen.

## Kontraindikationen

Ebenso findest du bei den jeweiligen anatomischen Phänomenen die relevanten Kontraindikationen, falls eine oder mehrere Asanas gar nicht oder nur mit Vorsicht geeignet sind.

## Bauch ist immer gut

Die Übungen 1 bis 5 aus dem ersten Praxisteil sind grundsätzlich zur Stärkung deiner Bauchmuskulatur geeignet. Je öfter du sie übst, desto kräftiger wird sie und desto besser kann sie deinen Rücken stützen. Außer bei akuten starken Beschwerden kannst du sie mit allen anatomischen Phänomenen dieses Kapitels üben. Deshalb finden sie hier keine besondere Berücksichtigung.

## Entspannung pur ist immer gut

Ebenso sind die Übungen 16 bis 20 aus dem zweiten Praxisteil bei fast allen Beschwerden sehr schmerzlindernd, bis auf wenige Ausnahmen. Auf diese wird bei dem jeweiligen Phänomen hingewiesen. Ebenso, wenn sie besonders wirksam sind.

## Was du sonst noch tun kannst

Im vierten Praxisteil findest du in der Einleitung eine Menge Tipps, wie du auch im Alltag deine Rückenbeschwerden durch viele kleine Veränderungen positiv beeinflussen kannst.

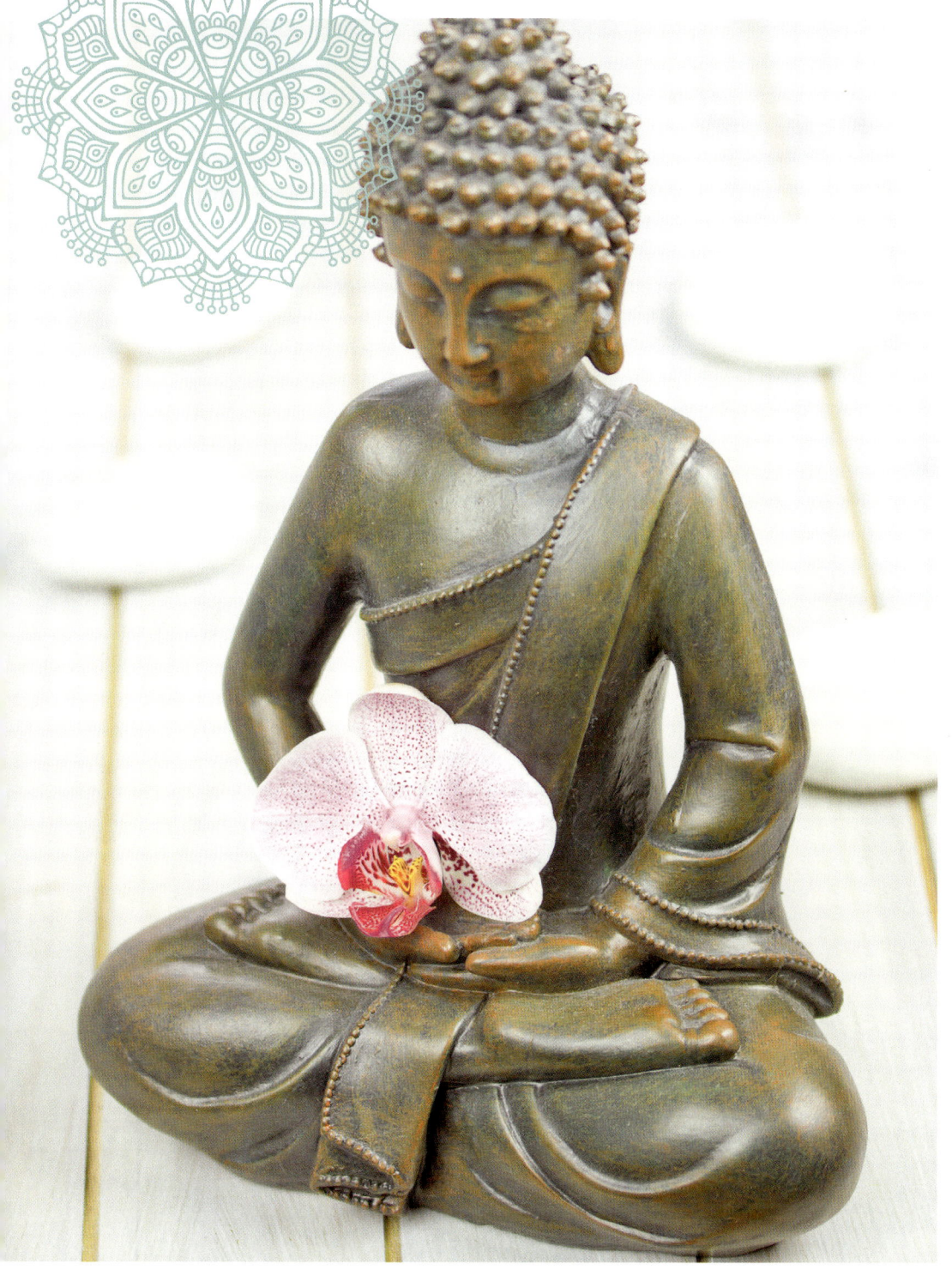

# Bandscheibendegeneration

Eine Bandscheibendegeneration hängt in erster Linie mit Abnutzungserscheinungen und Verschleiß der Bandscheiben zusammen, entweder im natürlichen Alterungsprozess oder durch eine besondere Belastung. Typische Rückenschmerzen und auch ein erhöhtes Risiko eines Bandscheibenvorfalls sind die Folge.

Eine kontrollierte und sehr achtsame Asana-Praxis kann der altersbedingten Degeneration der Bandscheiben entgegenwirken. Deshalb sind viele Asanas möglich, sie müssen jedoch mit besonderer Vorsicht ausgeübt werden.

## Zur Stärkung

Alle Rückbeugen sind wirksam (6 bis 10), müssen aber mit Vorsicht ausgeübt werden.

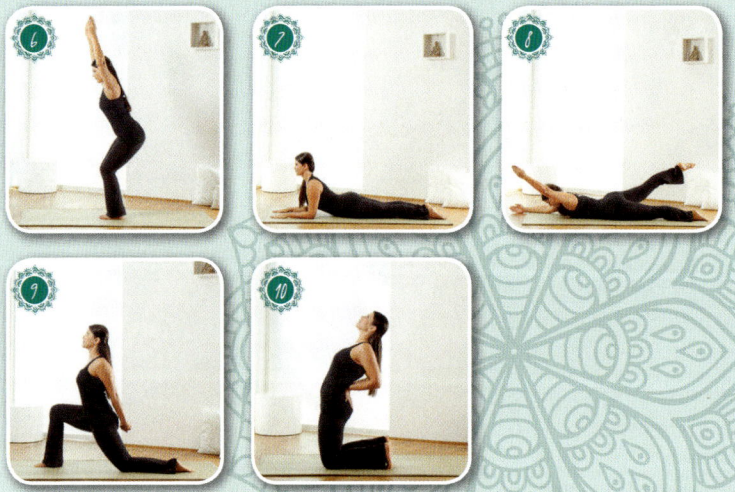

Besonders geeignet ist das Kamel (10).

## Zur Entlastung

Alle Dehnübungen in der Rotation (12, 13, 14).

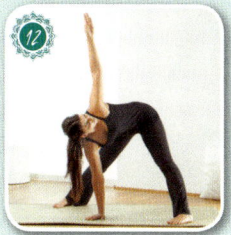 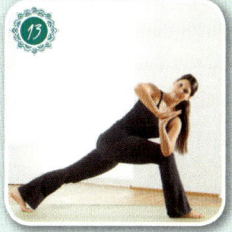 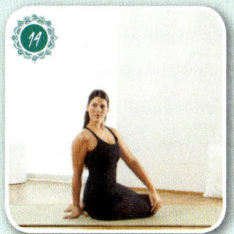

## Vorsicht!

Besondere Vorsicht ist bei den Vorbeugen geraten (11, 15, 17).

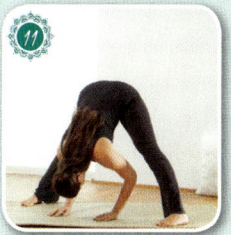 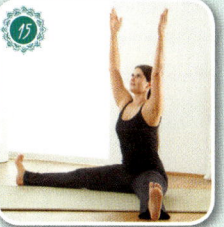 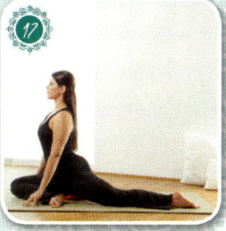

Nicht intensiv üben und die Beine angewinkelt halten!

### Attention please!

Bei akuten starken, stechenden Schmerzen, die nicht vorübergehen, oder gar bei einem Bandscheibenvorfall sind fast alle Asanas kritisch!

# Flachrücken

Als Flachrücken wird der geradlinige Verlauf der Wirbelsäule vom Halswirbel über den Brustwirbel und Lendenwirbel bis zum Becken bezeichnet. Durch die fehlende natürliche Doppel-S-Form der Wirbelsäule kann es zu starke Schmerzen infolge der ungünstigen Statik und Lastenverteilung sowie zu erheblichen Einschränkungen in der Beweglichkeit kommen.

## Zur Stärkung

Alle Rückbeugen sind wirksam (6 bis 10), können wahrscheinlich aber nur mit einem sehr geringen Bewegungsspektrum ausgeübt werden und müssen deshalb sehr vorsichtig geübt werden.

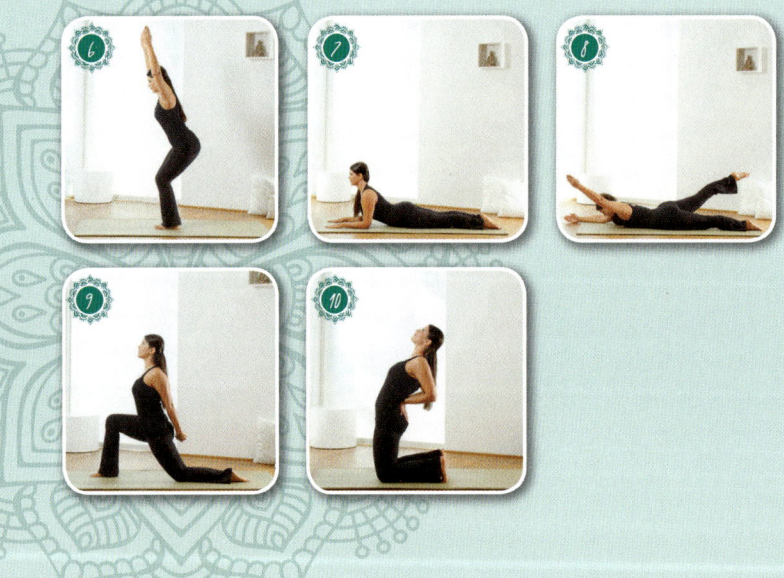

## Zur Entlastung

Alle Vorbeugen sind ideal, besonders 15 und 18, aber auch 11, 17 und 19.

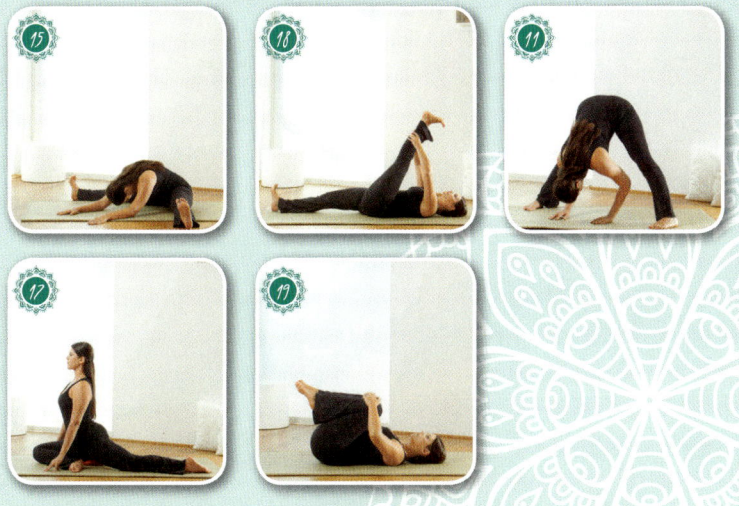

Alle Rotationen, besonders 13, aber auch 12 und 14.

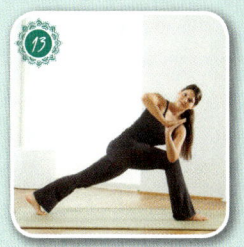
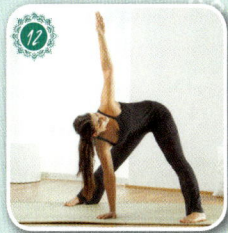
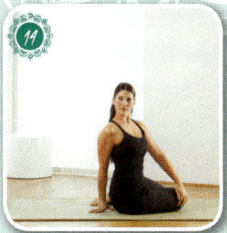

# Hohlkreuz

Von einem Hohlkreuz (Hyperlordose) spricht man, wenn die natürliche Lordose in der Lendenwirbelsäule übermäßig nach vorn gekrümmt ist. Meistens handelt es sich um eine Fehlhaltung; das Hohlkreuz ist nur in wenigen Fällen angeboren bzw. auf andere Erkrankungen wie Wirbelgleiten zurückzuführen. Insbesondere durch ständiges und unkontrolliertes Stehen und Sitzen kann es zu einem muskulären Ungleichgewicht und damit zu Beschwerden kommen.

## Zur Stärkung
Explizit alle Bauchübungen (1 bis 5).

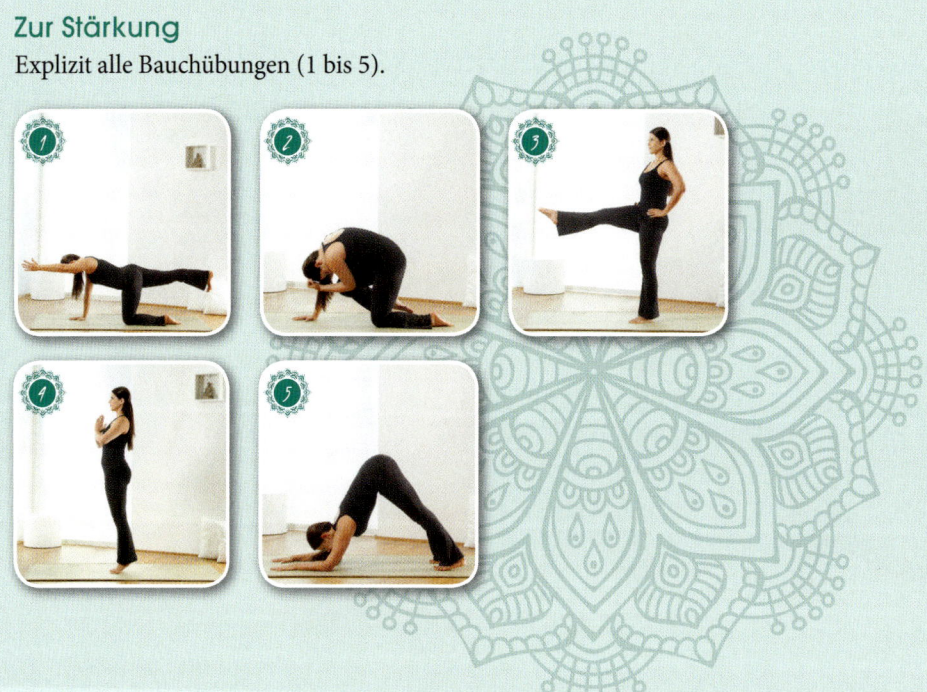

## Zur Entlastung

Alle Vorbeugen sind ideal, besonders 15.

Alle Rotationen, besonders 14.

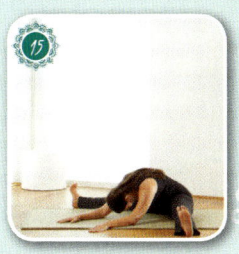

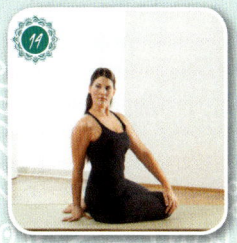

## Zur Entspannung

Besonders 16 und 19.

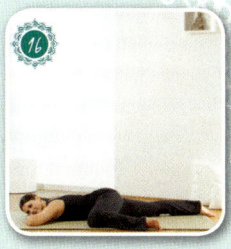

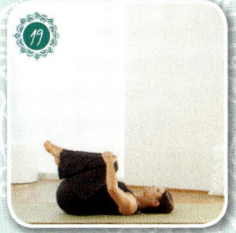

## Vorsicht!

Alle Rückbeugen sind gut, müssen aber mit Vorsicht ausgeübt werden (6 bis 10 siehe Seite 102). Dem Hohlkreuz muss eine starke Bauchmuskulatur entgegenwirken.

# Ischiasschmerzen

Ischiasschmerzen werden durch den Ischiasnerv ausgelöst, der vom Rückenmark bis ins Bein verläuft. Der Ischiasschmerz ist im unteren Rücken zu spüren und die Schmerzen können bis ins Bein ausstrahlen. Im schlimmsten Fall kommt es zu stechenden Schmerzen, Lähmungen und Gefühlsstörungen. Er meldet sich, wenn er entzündet oder eingeklemmt ist. Die Ursachen reichen von einfachen Muskelverspannungen über Wirbelgleiten bis hin zum Bandscheibenvorfall – daher bitte auf jeden Fall abklären!

### Zur Entlastung
Alle Rotationen, besonders 13 und 14.

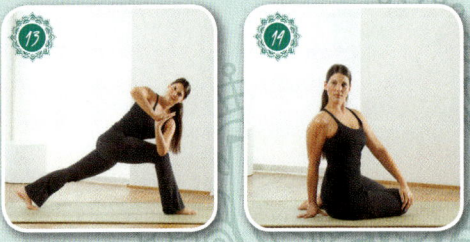

### Zur Entspannung
Übungen 16, 17 und 20.

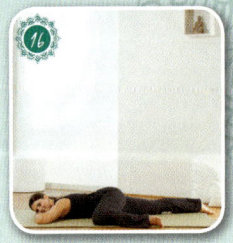
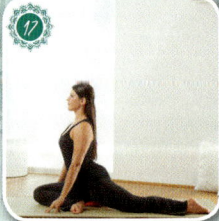
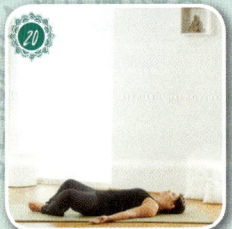

## Vorsicht!

Vorsicht bei allen Rückbeugen (6 bis 10).

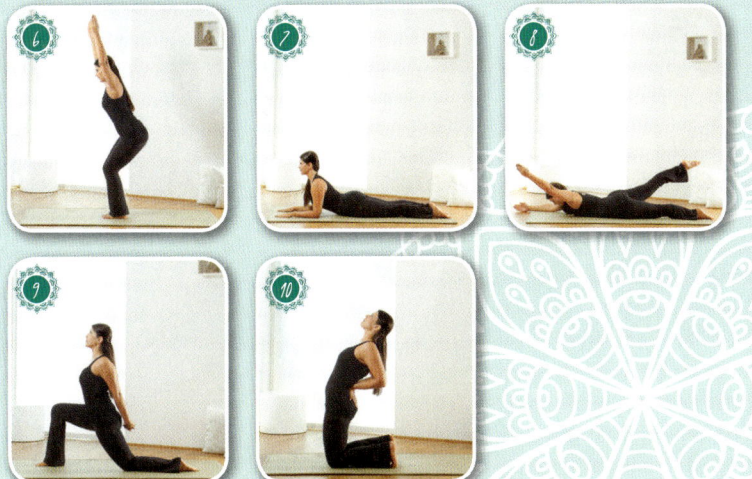

Besondere Vorsicht ist auch bei den Vorbeugen geraten (11, 15, 17), du solltest sie nicht zu intensiv üben und die Beine angewinkelt halten.

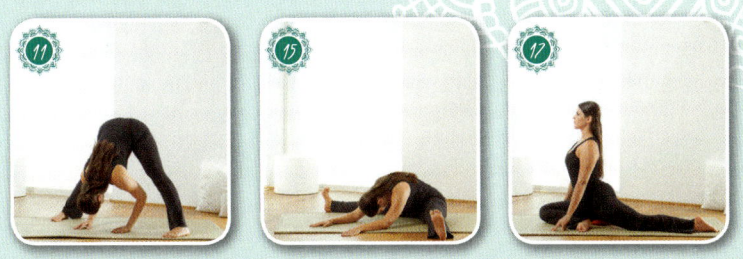

# Instabilität im Ilio-Sakral-Gelenk

Das Ilio-Sakral-Gelenk verbindet das Kreuzbein (Os sacrum) und das Darmbein (Os ilium). Ist diese Aufhängung instabil, kann es schmerzhaft werden. Auch hier gilt es wieder, die Ursache abzuklären.

## Zur Stärkung

Symmetrische Heuschrecke (8), d.h. beide Arme und Beine gleichzeitig anheben und über mehrere Wiederholungen hinweg die Beine immer etwas mehr öffnen.

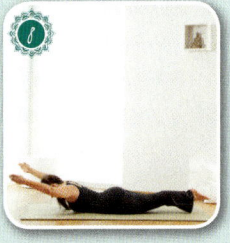

## Zur Entlastung

Besonders 20, aber dynamisch. In der Einatmung die Fußsohlen aufeinanderpressen, in der Ausatmung mit Bauchkraft das Becken heben, drei bis fünf Atemzüge verweilen und in der Einatmung wieder absenken.

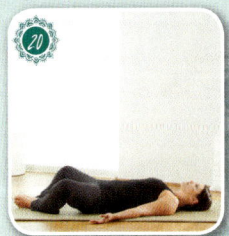

## Vorsicht!

Rotationen nicht zu intensiv üben (12, 13 und 14).

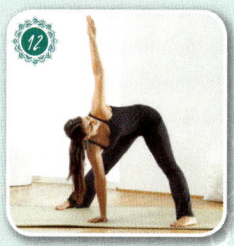 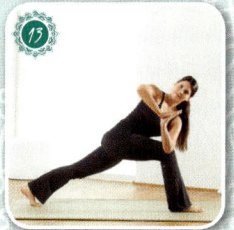 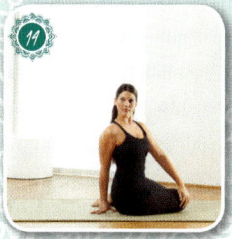

Einbeinige Vorbeuge (17).

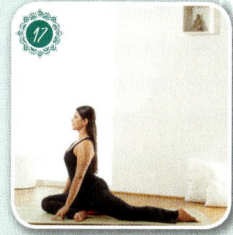

## Attention please!

Sollte das Ilio-Sakral-Gelenk gerade akut
blockiert sein, ist es besser, nicht zu üben,
sondern erst einmal einen Orthopäden,
Osteopathen, Physio- oder Yoga-Therapeuten
zurate zu ziehen.

# Nacken- und Schulterschmerzen

Wie am Anfang des Buches erläutert, werden Rückenschmerzen von der Medizin als Schmerz zwischen dem unteren Ende des Brustkorbs und dem Becken definiert, also im Wesentlichen im unteren Rücken angesiedelt. Alle anderen Schmerzen in der Körperrückseite gelten als Nacken- oder Schulterschmerzen. Entsprechend dieser Definition sind Beschwerden im unteren Rücken der Schwerpunkt dieses Buches. Aber da viele unter Beschwerden im Nacken- und Schulterbereich, also im oberen Rücken, leiden und einige der in diesem Buch vorkommenden Asanas sie sozusagen »en passant« lindern, seien sie hier der Vollständigkeit halber erwähnt.

## Zur Entlastung

Alle Rückbeugen, besonders 10.

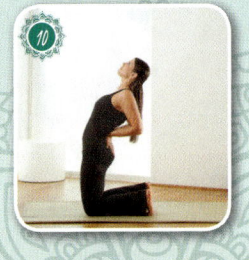

Bei 6 bietet es sich an, die Hände hinter dem Rücken zu verschränken, um die Entlastung in den Schultern zu verstärken.

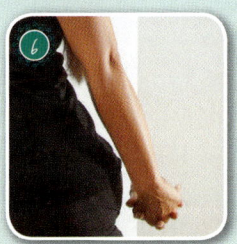

Achte bei allen Rückbeugen besonders darauf, die Halswirbelsäule langzuziehen und in der Verlängerung der Rückbeuge zu halten, ohne im Nacken abzuknicken.

# Große Oberweite

Bei allen Frauen spielt die Oberweite eine Rolle, verändert sie doch je nach Ausmaß und Gewicht die Statik der Wirbelsäule und die Ausgleichsmaßnahmen der Muskulatur. Insbesondere Frauen, die mit einer üppigen Oberweite gesegnet sind, klagen häufig über Rückenschmerzen, vor allem im oberen Rücken rund um die Brustwirbelsäule. Das Gewicht der Brüste führt oftmals sogar zu einer gebückten Haltung mit nach vorn gefallenen Schultern. Das kann auf die Dauer zu Haltungsschäden und Rückenbeschwerden führen.

### Zur Kräftigung

Alle Rückbeugen, besonders 10.

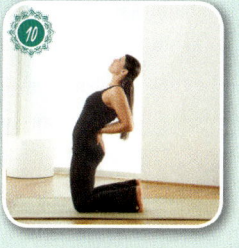

### Zur Entlastung

Alle Rotationen, besonders 12 und 13.

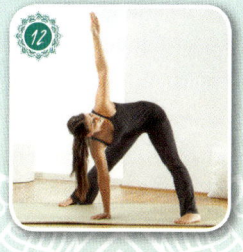 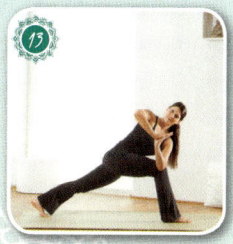

Bei 6 bietet es sich an, die Hände hinter dem Rücken zu verschränken, um die Entlastung in den Schultern zu verstärken.

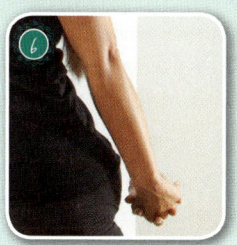

Achte in allen Rückbeugen besonders darauf, die Halswirbelsäule langzuziehen und sie in der Verlängerung der Rückbeuge zu halten, ohne im Nacken abzuknicken.

# Rundrücken

Die Hyperkyphose ist, wie der Name schon sagt, eine zu stark ausgeprägte Krümmung der Brustwirbelsäule nach außen. Oft kommt noch hinzu, dass der Rundrücken durch nach vorn und oben gezogene Schulterblätter verstärkt wird. Die Ursache kann also angeboren und/oder eine Haltungsfehlstellung sein. Mit fortschreitendem Alter kommt es zudem insbesondere bei Frauen häufig in Verbindung mit Osteoporose zu dem sogenannten »Witwen-« oder »Hormonbuckel«.

## Zur Stärkung

Alle Rückbeugen sind wirksam (6 bis 10), können wahrscheinlich aber nur mit einem relativ geringen Bewegungsspektrum ausgeführt werden und müssen deshalb sehr vorsichtig geübt werden.

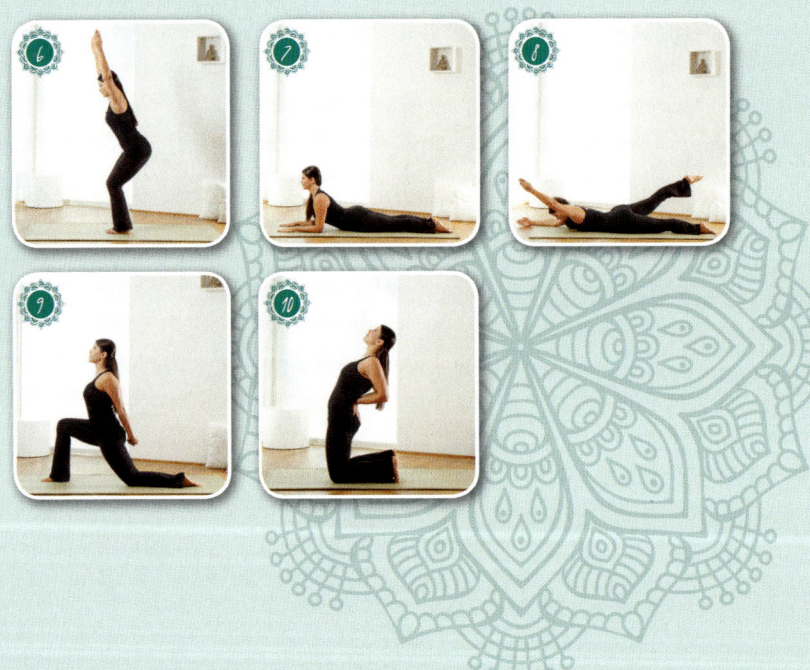

Bei 6 bietet es sich an, die Hände hinter dem Rücken zu verschränken, um die Entlastung in den Schultern zu verstärken.

Achte bei allen Rückbeugen besonders darauf, die Halswirbelsäule langzuziehen und sie in der Verlängerung der Rückbeuge zu halten, ohne im Nacken abzuknicken.

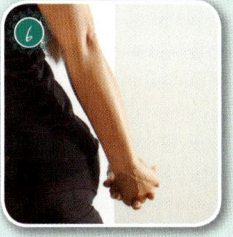

## Zur Entlastung
Alle Rotationen, besonders 13, aber auch 12 und 14.

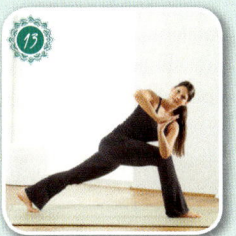 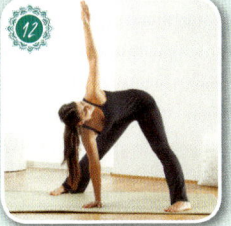 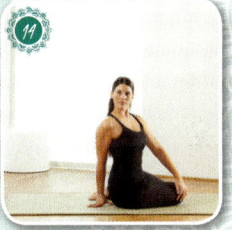

## Vorsicht!
Die Vorbeugen 11, 15 und 17 begünstigen den runden Rücken, deshalb solltest du sie nicht oder nicht so intensiv üben. Den oberen Rücken dabei bitte so gerade wie möglich halten.

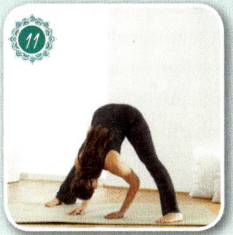 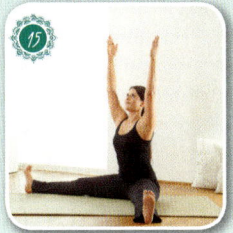 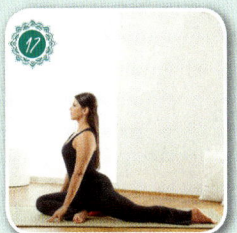

# Skoliose

Als Skoliose wird die seitliche Abweichung der Wirbelsäule entweder nach rechts oder nach links von der Längsachse bezeichnet. Sie hat in der Regel auch eine Verdrehung der Wirbel und Verformungen der Wirbel zur Folge. Je nach Ausmaß der Skoliose kann die Muskulatur die »Deformation« nicht ausgleichen, sondern die Wirbelsäule bildet mehrere, einander gegenläufige Bogen, die sich ausglei-chen, um die Statik des Körpers aufrechtzuerhalten. Skoliosen sind oft angeboren, können aber auch durch lang anhaltende einseitige Belastungen erworben oder verstärkt werden. Durch das Ungleichgewicht in den Körperhälften ist die Muskulatur auf der einen Seite immer fester als auf der anderen. Deshalb ist es sinnvoll, die feste Muskulatur zu dehnen und die schwächere Seite zu stärken.

## Zur Stärkung und Entlastung
Asymmetrische Rückbeuge, einbeinige Heuschrecke (8).

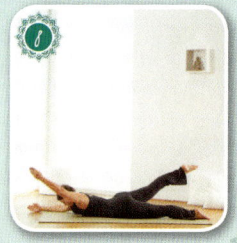

Alle Rotationen, vor allem 12, 13 und 14.

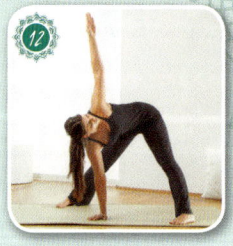 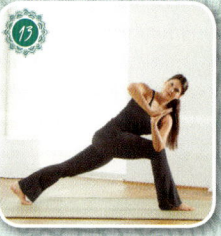 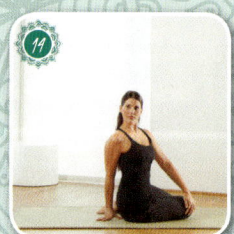

Übe die gleiche Anzahl auf beiden Seiten, jedoch mit unterschiedlicher Intensität, z. B.: bei einer thorakal rechts-konvexen Skoliose (der Bauch der Krümmung zeigt nach rechts) vertiefst du den Twist nach links, jedoch die Länge in der Wirbelsäule bei der Drehung nach rechts.

## Vorsicht!

Bei allen Übungen, da die Korrektur in eine Richtung stattfindet. Nicht die Seiten verwechseln!

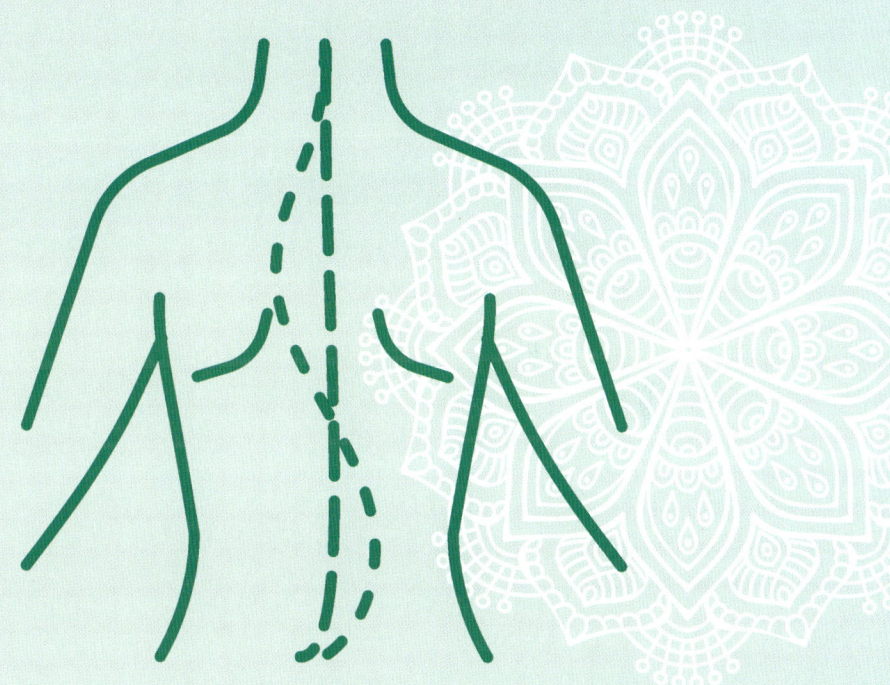

# ÜBUNGSSEQUENZEN NACH BELASTUNG

# Finde Stärkung und Entlastung
## bei bestimmten Belastungen

In diesem Kapitel findest du die typischsten Rückenbeschwerden, die aufgrund von besonderen Belastungen entstehen:

1. durch Ausdauersportarten wie Walken, Laufen, Schwimmen und Radfahren
2. durch einseitige Belastungen im Beruf (z. B. Fließbandarbeit, Nähen) oder Sport (z. B. Tennis, Golf, Badminton)
3. durch einseitige Belastungen bei zu viel Hebetätigkeiten, (z. B. Mütter, Kindergärtnerinnen, Krankenschwestern, Altenpfleger)
4. durch Schonhaltungen in sitzenden Berufen
5. durch Schonhaltungen in stehenden Berufen

Zu jeder dieser Beschwerden findest du eine oder mehrere besonders wirksame Asanas zur Stärkung und zur Entlastung. Ebenso wird auf Besonderheiten hingewiesen, die es zu beachten gibt, und es werden – wenn sinnvoll – leichte Abwandlungen der Asanas angeboten.

## Ursache abklären

Bestimmte anatomische Besonderheiten können auch hier eine Rolle spielen, deshalb schau dir auf jeden Fall auch das vorhergehende Kapitel an, ob etwas davon auf dich zutrifft und dementsprechend die Kontraindikationen für dich relevant sind.

## Bauch und Entspannung sind immer gut

Wie schon im dritten Praxisteil erläutert, kannst du die Übungen 1 bis 5 und die Übungen 16 bis 20 immer üben, es sei denn, eine der dort angegebenen Kontraindikationen trifft auf dich zu.

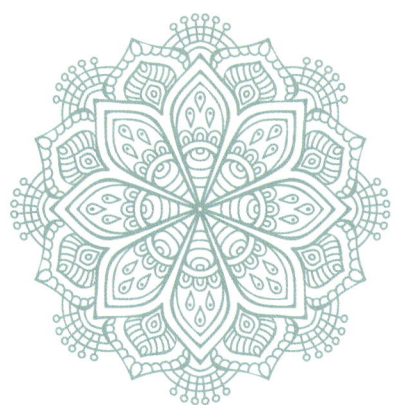

# Kleine Veränderungen im Alltag, große Wirkung

Du kannst im Alltag deine Rückenbeschwerden durch viele kleine Maßnahmen und Veränderungen positiv beeinflussen.

**1. Gebot:** Raus aus der »Schlumpfhaltung«
Ob du viel stehst, sitzt, gehst oder einseitige Belastungen hast, verändere deine Haltung regelmäßig. Benutze einen Achtsamkeitswecker, der dich mindestens ein Mal pro Stunde daran erinnert, deine Position zu verändern und ein Bewusstsein für deine Haltung zu entwickeln.

1. Richte deine Wirbelsäule bewusst auf, vom Steißbein bis hoch zur Halswirbelsäule. Atme ein paar Atemzüge deine Wirbelsäule entlang, vom Steißbein bis zur Krone deines Kopfes. Entspanne deine Schultern und aktiviere leicht deine Bauchmuskulatur, um deine Lendenwirbel zu entspannen.
2. Stell dir vor, du kannst deine Atmung in deinem Körper genau dahin lenken, wo du sie brauchst, und Verspannungen »wegatmen«.

**2. Gebot:** Nutze das Bewegungsspektrum der Wirbelsäule aus
1. Ob im Stand, auf einem Stuhl oder auf dem Rad sitzend: Bewege dich spätestens alle zwei bis drei Stunden in alle Richtungen, die deine Wirbelsäule zulässt, also nach vorn, zurück, zur Seite und in die Drehung. Kombiniere die Bewegung mit deiner bewussten Atmung.

**3. Gebot:** Achtung beim Heben
Auch ein Klassiker, den wir aber meistens vergessen, es sei denn, wir hatten schon mal einen Bandscheibenvorfall. Heb Schweres immer mit gebeugten Beinen an und lass den Rücken dabei gerade ausgerichtet. Achte auch darauf, dass du dich in einer Drehbewegung nicht nach vorn beugst (z. B. beim Einräumen des Kofferraums), sondern wenn, dann umgekehrt: Erst mit geradem Rücken vorbeugen, dann bewusst in die Drehung gehen.

**4. Gebot:** Bewege dich in der Natur
Nutze jede Gelegenheit, dich in der Natur zu bewegen. Viel Bewegung, frische Luft, Sonne und Wasser helfen dir beim Stressabbau.

**5. Gebot:** Viel trinken
Ein alter Hut unter den Ratschlägen, der aber durch den Hinweis, dass unsere Faszien und unsere Bandscheiben Flüssigkeit brauchen und lieben, noch mal neue Beachtung findet. Natürlich Wasser, Kräutertees etc., ohne Zucker und Koffein bzw. Tein.

# Belastung durch Ausdauersportarten

So gut es natürlich ist, wenn du viel Ausdauersport wie Walken, Joggen, Schwimmen oder Radfahren betreibst, so sehr kann dein Rücken doch dadurch belastet werden. Es gilt also, deine stark beanspruchten Muskeln zu dehnen, aber auch deinen Rücken zu entlasten.

## Zur Entlastung

Alle aktiven Dehnungen in der Vorbeuge, besonders 11 und 15 (bei viel Spannung in der hinteren Oberschenkelmuskulatur mit gebeugten Beinen!).

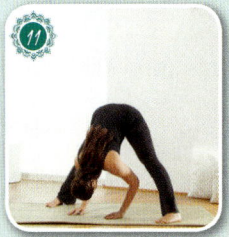 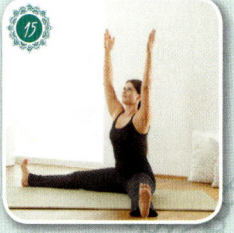

Alle Rotationen, besonders 12, 13 und 14.

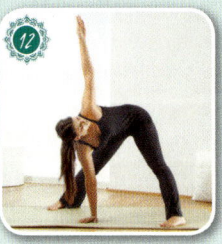 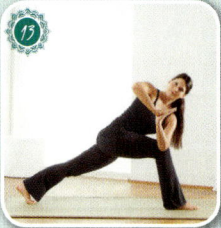 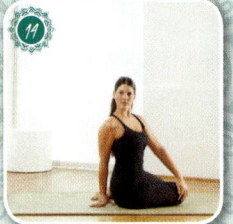

## Zur Entspannung

Alle passiven Dehnungen, besonders 17, 18 und 19.

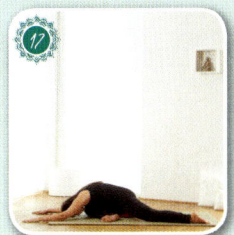 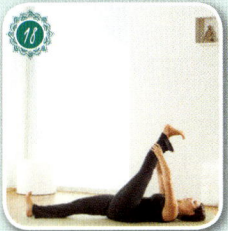 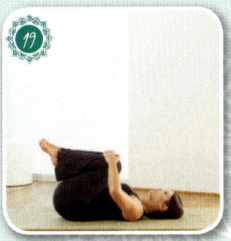

# Einseitige Belastungen im Beruf oder Sport

Manche Berufe bringen eine einseitige Belastung mit sich, z. B. Fließbandarbeiter(innen), Kameramänner und -frauen, und Näherinnen. Auch Sportarten, insbesondere solche, die mit Schlägern zu tun haben, können dich einseitig belasten, z. B. Badminton, Hockey, Tennis oder Golf. Durch das Ungleichgewicht in den Körperhälften ist die Muskulatur auf der einen Seite immer stärker und besser ausgeprägt als auf der anderen und neigt dort zu Verspannungen. Die schwächere Seite wird hingegen nicht oder kaum gebraucht und verkümmert regelrecht. Deshalb macht es Sinn, deine starke Seite zu entlasten und deine schwache Seite zu stärken.

## Vorsicht!

Je nach Länge und Dauer der Belastung kann es auch zu einer Skoliose kommen. Prüfe das gegebenenfalls mithilfe deines Arztes.

### Zur Stärkung und Entlastung

Asymmetrische Rückbeuge, einbeinige Heuschrecke (8).

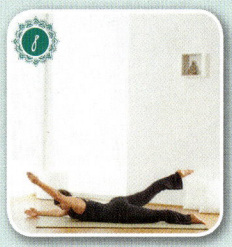

Alle Rotationen, vor allem 12, 13 und 14.
Übe deine »schwache« Seite deutlich mehr, bis sich beide Seiten langsam wieder annähern.

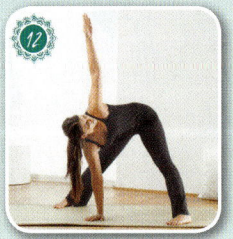 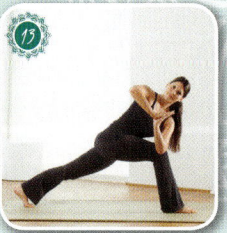 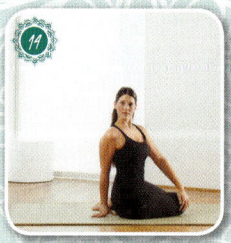

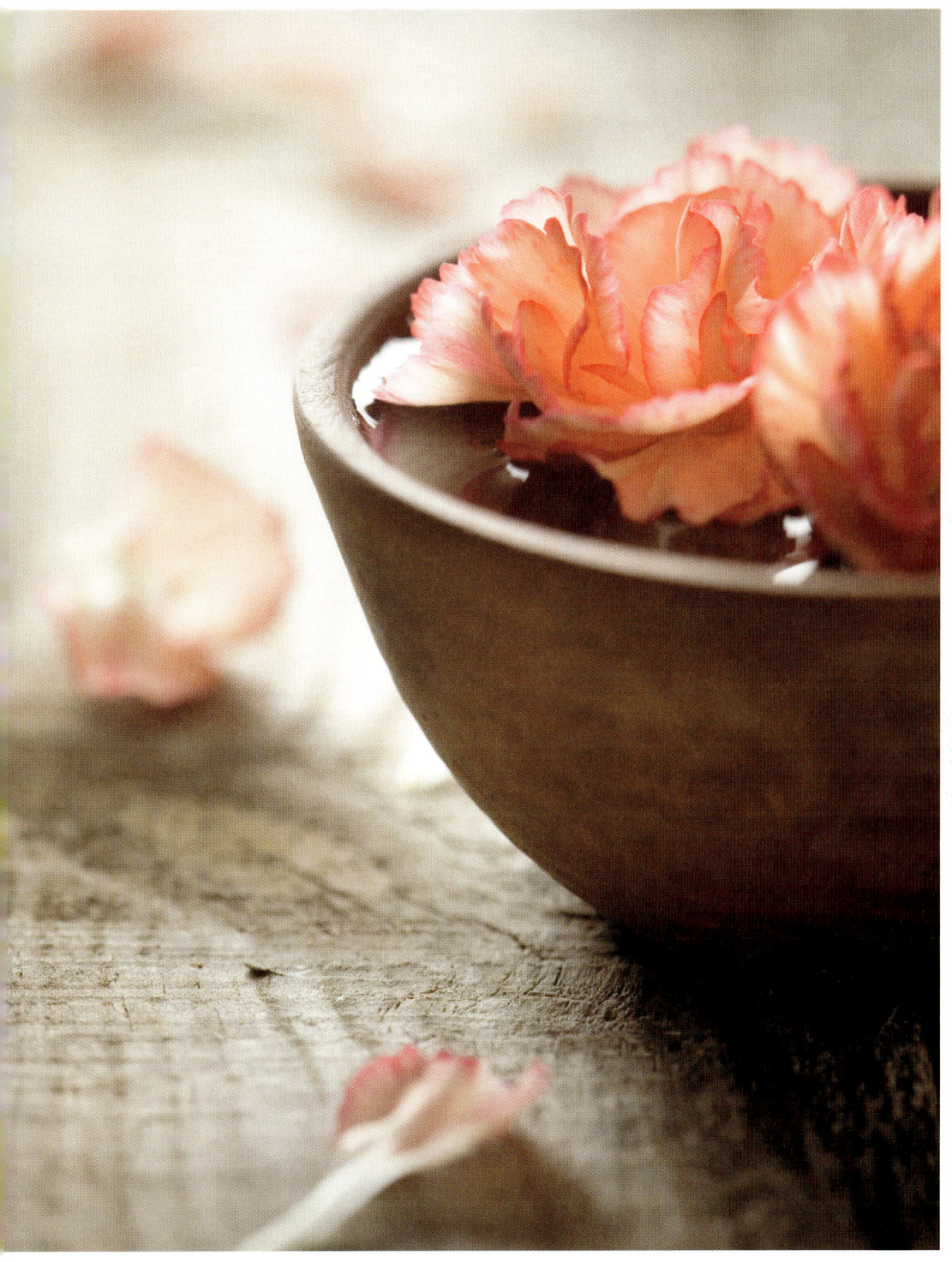

# Einseitige Belastung durch hebende Berufe

Manche Berufe bringen nicht nur eine einseitige Belastung mit sich, sondern sie wird zudem noch mit einseitigem Heben verstärkt, wie z. B. bei Müttern, Kranken- und Altenpfleger(innen) oder Kindergärtner(innen). Durch das Ungleichgewicht in den Körperhälften ist die Muskulatur auf der einen Seite immer stärker und besser ausgeprägt als auf der anderen und neigt dort zu Verspannungen. Die schwächere Seite wird hingegen nicht oder kaum gebraucht und verkümmert regelrecht. Hinzu kommt eine starke Neigung, sich nach vorn zu beugen und die Schulterblätter nach vorn zu ziehen, sodass ein Rundrücken entsteht. Deshalb braucht insbesondere der obere Rücken eine Entlastung.

## Zur Stärkung

Explizit alle Bauchübungen 1 bis 5, um die Hebeaktionen mit deiner tief liegenden Bauchmuskulatur zu stützen.

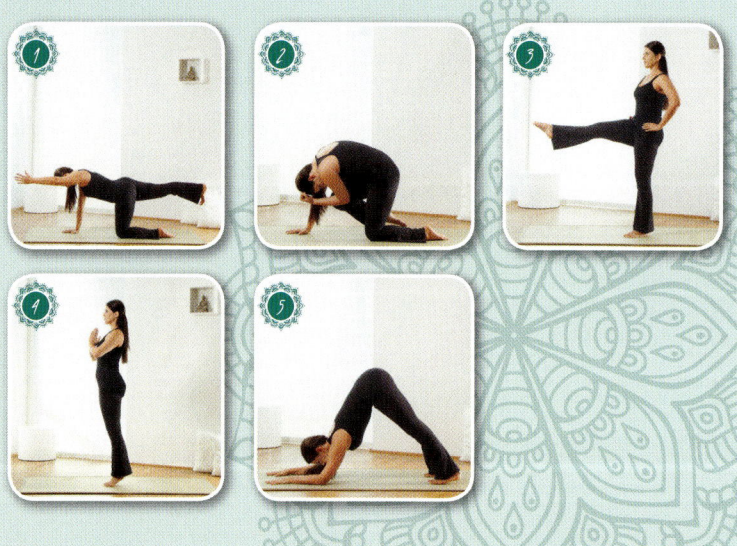

## Zur Entlastung

Alle Rückbeugen, 6 bis 10 mit hinter dem Rücken verschränkten Händen, insbesondere 8 (symmetrisch), 9 und 10. Vorsichtig üben, da die Wirbelsäule wahrscheinlich zumindest anfänglich keine tieferen Rückbeugen zulässt.

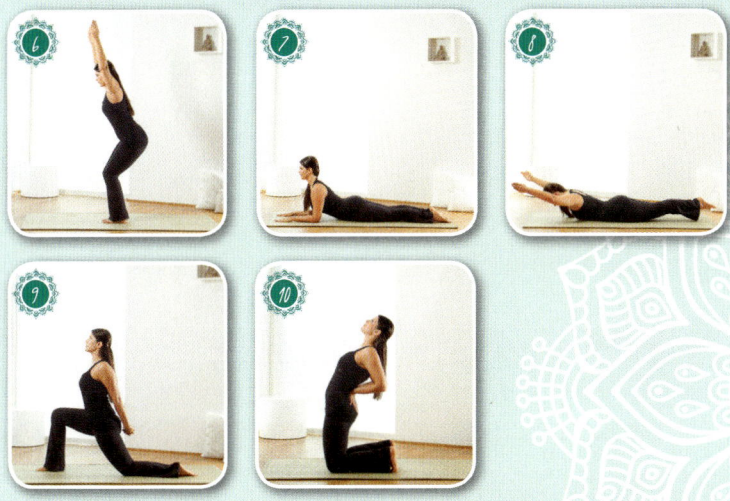

Alle Rotationen, vor allem 12, 13 und 14.

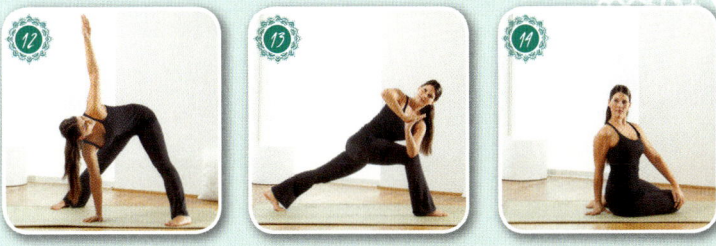

## Vorsicht!

Je nach Länge und Dauer der Belastung kann es auch zu einer Skoliose oder zu einem Rundrücken kommen. Prüfe das gegebenenfalls mithilfe deines Arztes.

# Schonhaltung durch sitzende Berufe

Wenn du viel am Schreibtisch arbeitest und Stunde um Stunde im Büro verbringst, wirst du wahrscheinlich eine Neigung dazu haben, dich nach vorn zu beugen. Für dich sind die Tipps im Alltag von Seite 119 besonders wichtig. Wenn du diese beherzigst, ist dein Rücken schon viel glücklicher. Besonders wichtig sind aber stärkende Übungen, in denen du deine tief liegende Bauchmuskulatur aktivierst, und ausgleichende Übungen.

### Zur Stärkung

Explizit alle Bauchübungen 1 bis 5, um deinem Sitz Stabilität zu geben.

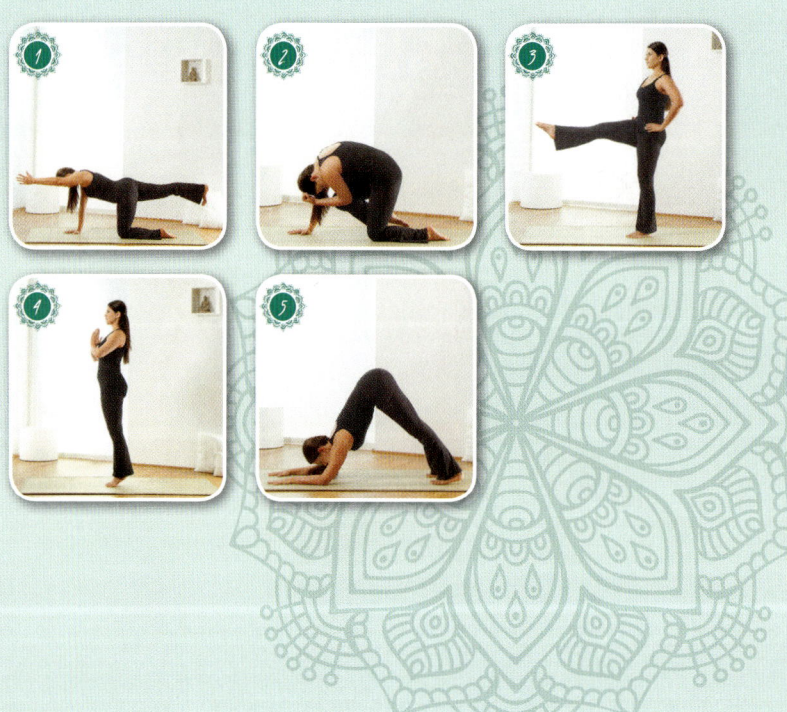

## Zur Entlastung

Alle Rückbeugen 6 bis 10 mit hinter dem Rücken verschränkten Händen, insbesondere 8 (symmetrisch), 9 und 10. Wenn anfänglich wenig Mobilität in der Brustwirbelsäule und in der Schultermuskulatur ist, übst du nur sanft.

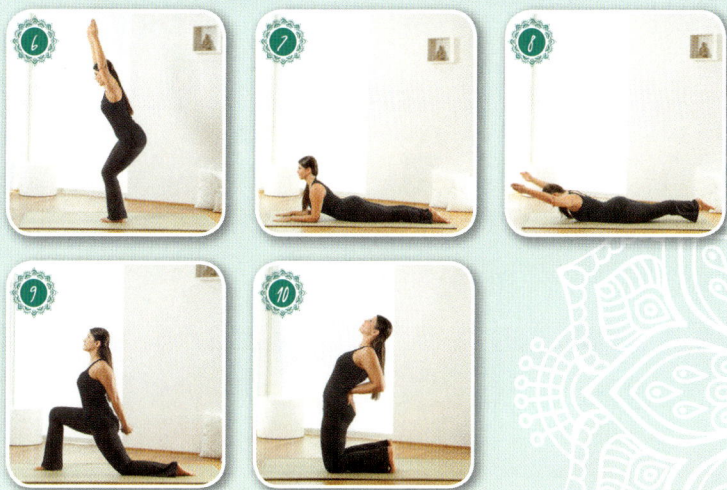

Alle Rotationen, vor allem 12, 13 und 14.

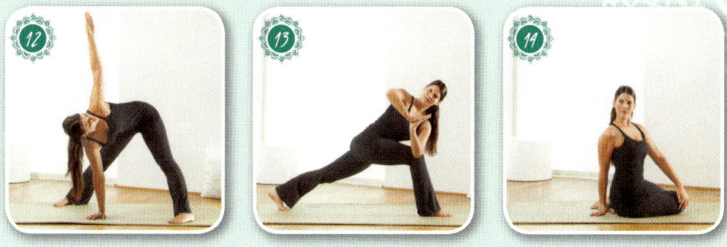

## Vorsicht!

Prüfe auch, ob du zu einem Hohlkreuz oder zu einem Rundrücken neigst. Beides beeinflusst deine Sitzhaltung massiv. Umso wichtiger ist es, mit der Bauchmuskulatur dagegenzuhalten.

# Schonhaltung durch stehende Berufe

In manchen Berufen bist du hauptsächlich auf den Beinen. Auch für dich sind die Tipps im Alltag von Seite 119 besonders wichtig. Wenn du diese beherzigst, ist dein Rücken schon viel glücklicher. Besonders wichtig sind aber stärkende Übungen, in denen du deine tief liegende Bauchmuskulatur aktivierst, ausgleichende Übungen und Übungen zur Entspannung der Beine.

### Zur Stärkung
Explizit alle Bauchübungen 1 bis 5, um deinem Stand Stabilität zu geben.

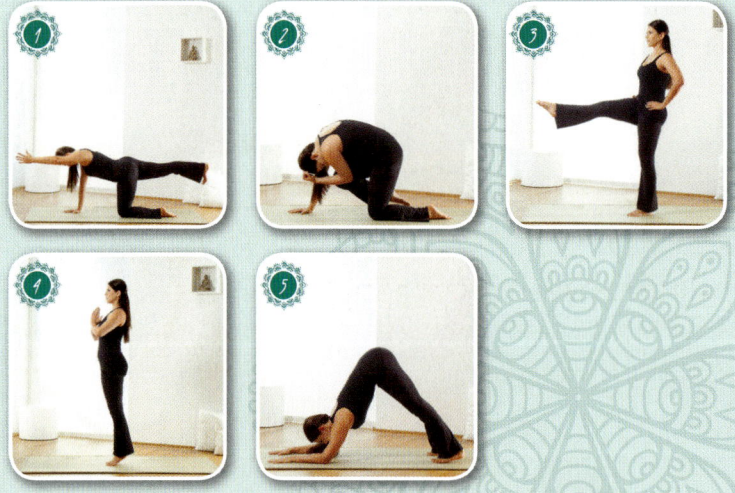

## Zur Entlastung

Alle Rotationen, vor allem 12, 13, 14.

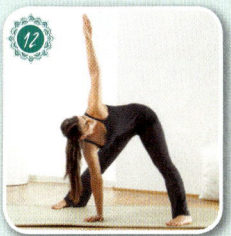 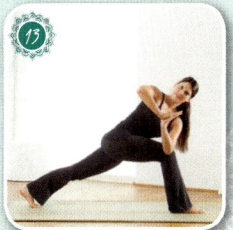 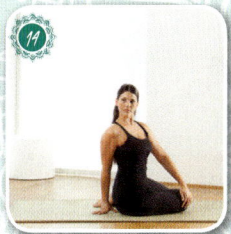

## Zur Entspannung

Explizit alle Übungen in der Bauch- oder Rückenlage, 16 bis 20.

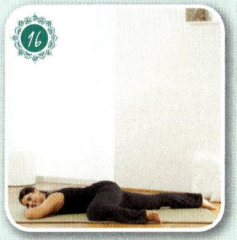 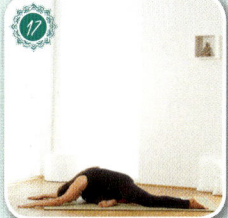 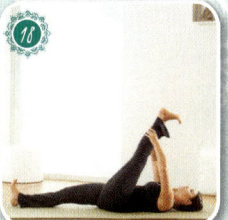

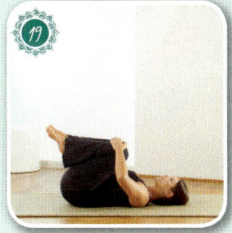 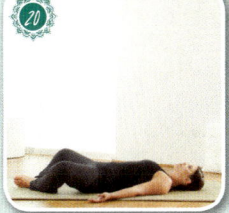

## Vorsicht!

Prüfe auch hier wieder, welche anatomischen Besonderheiten du mitbringst, und beachte die Kontraindikationen.

# Tabelle Asana – Anatomische Besonderheit

| Nach anatomischer Besonderheit | Bandscheiben-Degeneration | Flachrücken | Hohlkreuz | Ischias |
|---|---|---|---|---|
| 1. Zweibeiniger Gestreckter Vierfußstand | | | × | |
| 2. Zweibeinige Katze | | | × | |
| 3. (Halbe) Gestreckte Fußhaltung | | | × | |
| 4. Aufrechte zu Hockender Zehenspitzenposition | | | × | |
| 5. Halber Unterarmstand zu Unterarmbrett | | | × | |
| 6. Machtvolle Haltung | ×, aber Achtung | ×, aber Achtung | Achtung | Achtung |
| 7. Gestützte Kobra (Sphinx) | ×, aber Achtung | ×, aber Achtung | Achtung | Achtung |
| 8. (Einbeinige) Heuschrecke | ×, aber Achtung | ×, aber Achtung | Achtung | Achtung |
| 9. Halbmond-Variation | ×, aber Achtung | ×, aber Achtung | Achtung | Achtung |
| 10. Das (Halbe) Kamel | ×, aber Achtung | ×, aber Achtung | Achtung | Achtung |
| 11. Vorbeuge in weiter stehender Grätsche | | × | × | Achtung |
| 12. Gedrehte Vorbeuge in weiter stehender Grätsche | × | × | × | Achtung |
| 13. Gedrehter Seitwinkel | × | × | × | × |
| 14. Dem Weisen Baradvajasana gewidmet | × | × | × | × |
| 15. Vorbeuge in weiter sitzender Grätsche | | × | × | Achtung |
| 16. (Einbeiniges) Krokodil | | | × | × |
| 17. Einbeinige Königstaube | | × | | × |
| 18. Liegende Hand-Fuß-Haltung | | × | | Achtung |
| 19. Knie-zum-Kinn-Position dynamisch | | × | × | |
| 20. Liegende Schusterhaltung | | | | × |

| ISG Instabilität | Nacken/Schulter | Große Oberweite | Rundrücken | Skoliose |
|---|---|---|---|---|
|  |  |  |  |  |
|  |  |  |  |  |
|  |  |  |  |  |
|  |  |  |  |  |
|  |  |  |  |  |
|  | × Hände verschränken | × | × Achtung Nacken |  |
|  | × | × | × Achtung Nacken |  |
| symmetrisch, Beine öffnen | × | × | × Achtung Nacken | × |
|  | × | × | × Achtung Nacken |  |
|  | × | × | × Achtung Nacken |  |
|  |  |  | Achtung |  |
| Achtung |  |  | × | × |
| Achtung |  |  | × | × |
| Achtung |  |  | × | × |
|  |  |  | Achtung |  |
|  |  |  |  |  |
| Achtung |  |  | Achtung |  |
|  |  |  |  |  |
| × anheben |  |  |  |  |

# Tabelle Asana – Belastung

| Nach Belastung | Aus-dauer-Sport | Einseitige Belastung | Einseitige Belastung durch Heben | Sitzende Berufe | Stehende Berufe |
|---|---|---|---|---|---|
| 1. Zweibeiniger Gestreckter Vierfußstand | | | × | × | |
| 2. Zweibeinige Katze | | | × | × | |
| 3. (Halbe) Gestreckte Fußhaltung | | | × | × | |
| 4. Aufrechte zu Hockender Zehenspitzenposition | | | × | × | |
| 5. Halber Unterarmstand zu Unterarmbrett | | | × | × | |
| 6. Machtvolle Haltung | | | | × | × |
| 7. Gestützte Kobra (Sphinx) | | | | × | × |
| 8. (Einbeinige) Heuschrecke | | × | × | × | × |
| 9. Halbmond-Variation | | | | × | × |
| 10. Das (Halbe) Kamel | | | | × | × |
| 11. Vorbeuge in weiter stehender Grätsche | | | | | |
| 12. Gedrehte Vorbeuge in weiter stehender Grätsche | × | × | × | × | |
| 13. Gedrehter Seitwinkel | × | × | × | × | |
| 14. Dem Weisen Baradvajasana gewidmet | × | × | × | × | × |
| 15. Vorbeuge in weiter sitzender Grätsche | | | | | × |
| 16. (Einbeiniges) Krokodil | | | | | × |
| 17. Einbeinige Königstaube | × | | | | × |
| 18. Liegende Hand-Fuß-Haltung | × | | | | × |
| 19. Knie-zum-Kinn-Position dynamisch | × | | | | × |
| 20. Liegende Schusterhaltung | | | | | × |

# Stark und stabil durchs Leben

Ich hoffe sehr, dir mit diesem Buch eine Hilfe zur Selbsthilfe an die Hand gegeben zu haben, sodass du eine deutliche Linderung deiner Rückenbeschwerden verspürst.

Und ich hoffe auch, dass dir die Übungen zu einer stabilen Haltung im Leben verhelfen und du mit einem aufrechten und starken Rücken durchs Leben schreiten kannst. Das sieht äußerlich betrachtet nicht nur besser aus (obwohl wir als Yogis natürlich jenseits aller Eitelkeiten sind … ;-), sondern und vor allem fühlt es sich innerlich viel besser an – auf allen Ebenen, körperlich, mental und emotional. Mit einem gesunden Rücken bist du nicht nur auf körperlicher Ebene vor allerlei Beschwerden gefeit, sondern verspürst auch mehr Selbstbewusstsein auf all seinen Bedeutungsebenen. Zum einen bist du dir deiner selbst bewusst und entwickelst bei anatomischen Besonderheiten und besonderen Belastungen ein gesundes Selbstwertgefühl, das dich unterstützt, mit sinnvollen Maßnahmen dafür zu sorgen, dass es dir mit deinem Körper gut geht. Zum anderen entwickelst du durch Selbstbewusstsein auch Selbstvertrauen: das Gefühl, dich auf dich selbst und deine äußere und innere Stärke und Stabilität verlassen zu können.

In diesem Sinne, Namaste!
Deine Inge

# Ich sage DANKE!

Aus vollem Herzen danke ich meinen wunderbaren Yoginis und Yogis, die an meinen Retreats, Workshops und Klassen teilgenommen haben und hoffentlich weiter teilnehmen werden. Und ich danke den großartigen Yoga-Lehrern, mit denen ich bislang das Vergnügen hatte und hoffentlich weiter haben werde, zusammen in den Retreats zu unterrichten: Andrea, Anna, Axel, Beate, Bibi, Daniela, Dulce, Ellen, Ivi, Jasmine, Maja und Sabine. Und natürlich danke ich allen meinen Lehrern nah und fern. Von euch allen – ob Schüler oder Lehrer – habe ich viel gelernt und werde sicher weiterlernen.

Mein großer Dank geht natürlich auch an den Verlag, an alle festen und freien MitarbeiterInnen, die sich für dieses Buch eingesetzt haben, Claudia Sanna, die das schöne Layout gestaltet hat, Ulrike Strerath-Bolz und Rita Krajicek, die meine Texte wunderbar lektoriert und korrigiert haben. Und natürlich an meine wundervolle Lektorin Silvia Vrablecova, ohne die es die Reihe *YOGA for EveryBody* gar nicht geben würde. Und ganz besonders natürlich dir, liebe Leserin, lieber Leser!

## Für Beata Korioth

# Stichwortverzeichnis

# Fotoregister

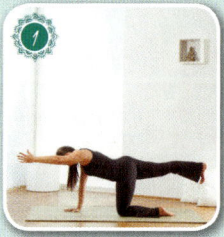

**DWIANGA UTTHITA GOASANA**
Zweibeiniger gestreckter Vierfußstand

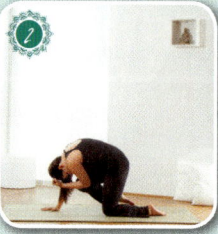

**DWIANGA MARJARY-ASANA**
Zweibeinige Katze

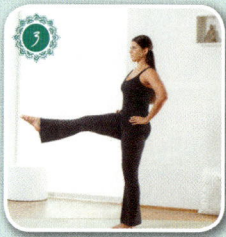

**(ARDHA) UTTHITA PADANGUSHTASANA**
(Halbe) Gestreckte Fußhaltung

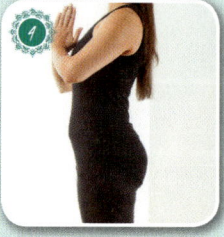

**UTTHITA PADAGRAS-THITA ZU PADA-GRASTHITA NAMNA**
Aufrechte Zehenspitzen-Position zu Hockender Zehenspitzenposition

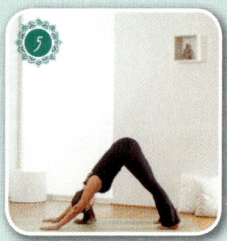

**ARDHA PINCHA MAYURASANA ZU PINCHA SALAMBA DANDASANA**
Halber Unterarmstand zu Unterarmbrett

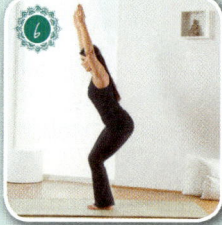

**UTKATASANA**
Machtvolle Haltung

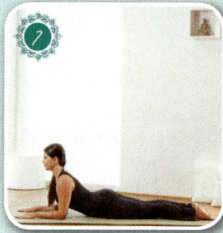

**SALAMBA BHUJAN-GASANA**
Gestützte Kobra

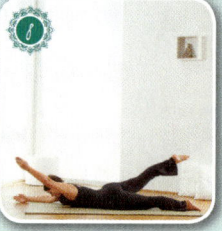

**EKA PADA SHALA-BASANA**
Einbeinige Heuschrecke

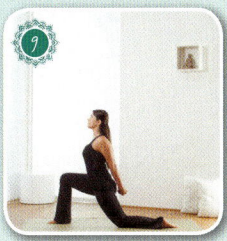

**ANJANEYASANA**
Halbmond-Variation

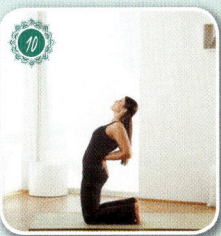

**ARDHA USHTRASANA**
Das (Halbe) Kamel

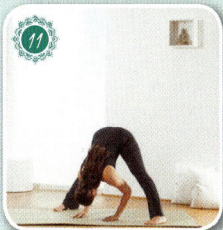

**PRASARITA PADOTTA-NASANA**
Vorbeuge in weiter stehender Grätsche

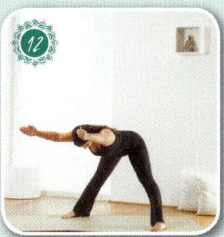

**PARIVRITTI PRASARI-TA PADOTTANASANA**
Gedrehte Vorbeuge in weiter stehender Grätsche

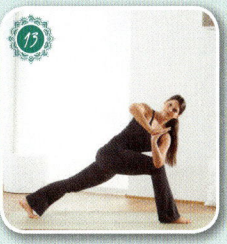

**PARIVRITTI PARSHVA-KONASANA**
Gedrehter Seitwinkel

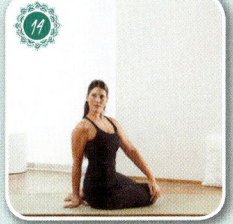

**BHARADVAJASANA**
Dem Weisen Baradvaja-sana gewidmet

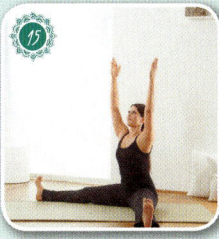

**UPAVISHTA KONA-SANA**
Vorbeuge in weiter sitzen-der Grätsche

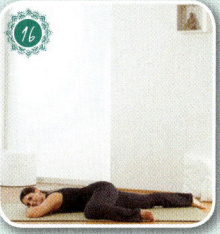

**(EKA PADA) MAKARA-SANA**
(Einbeiniges) Krokodil

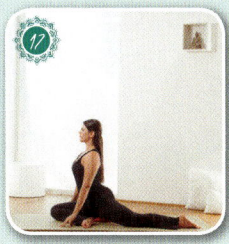

**EKA PADA RAJAKA-POTASANA**
Einbeinige Königstaube

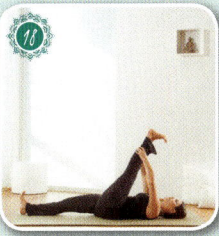

**SUPTA PADANGUSH-TASANA**
Liegende Hand-Fuß-Haltung

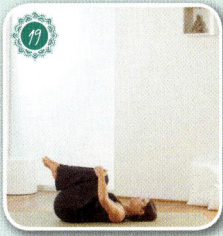

**APANASANA**
Knie-zum-Kinn-Position dynamisch

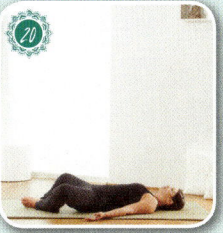

**SUPTA BADDHA KONASANA**
Liegende Schulterhaltung

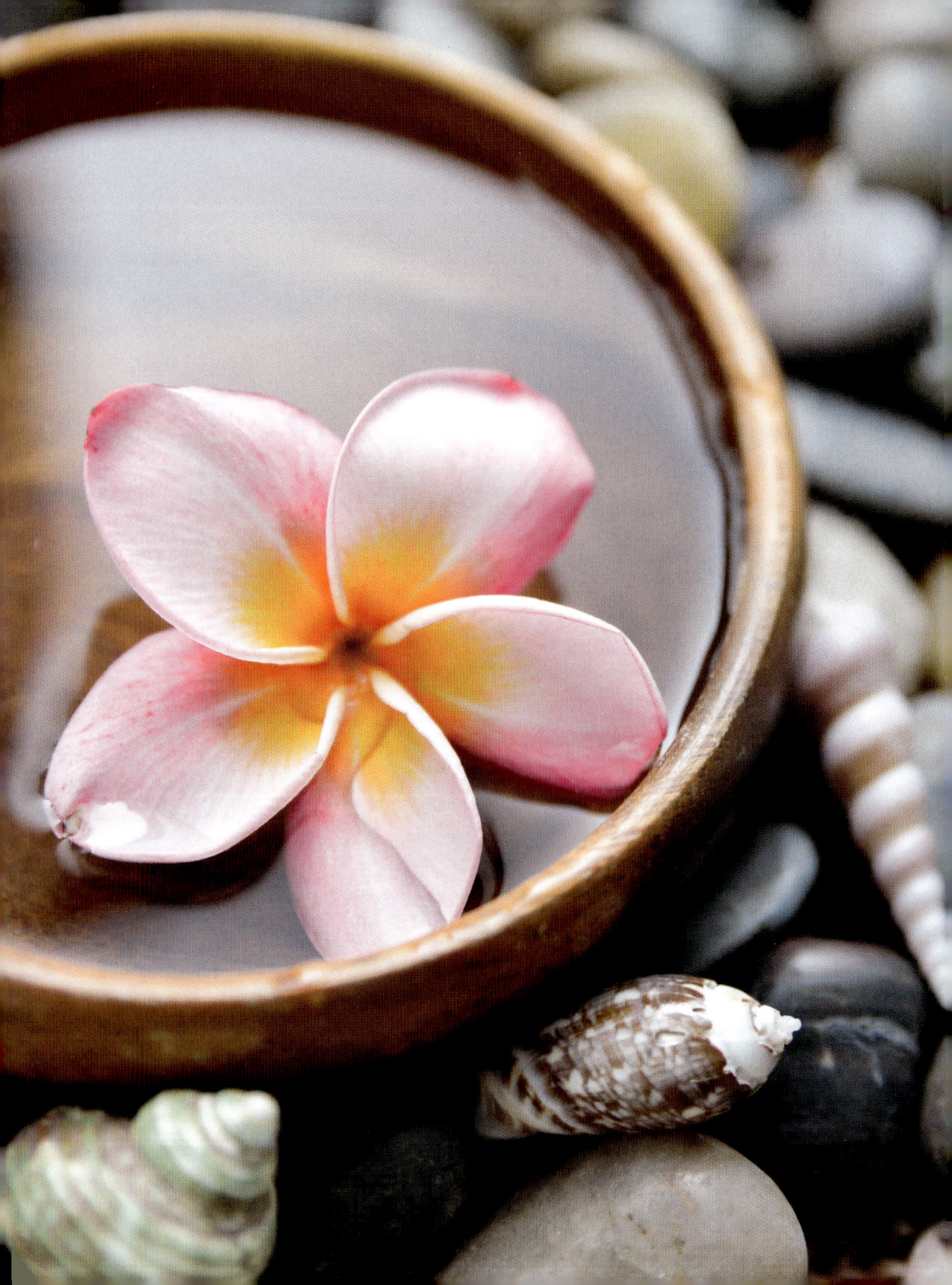

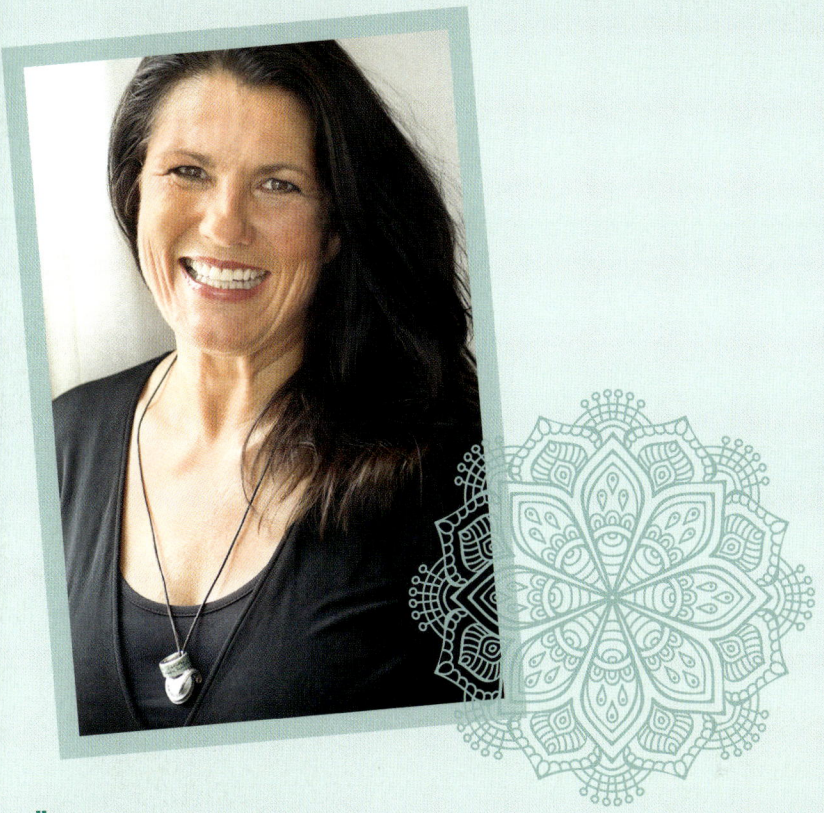

## Über die Autorin

Inge Schöps ist zertifizierte Yoga-Lehrerin, Buchautorin und Mental Coach aus Köln. Sie gründete die Yoga-Community »Yoga-On« und bietet heute Yoga in Verbindung mit Coachings, Workshops und Retreats an. Ihr »Yoga: Das große Praxisbuch für Einsteiger und Fortgeschrittene« wurde zum Bestseller und in mehrere Sprachen übersetzt. Bevor sie zum Yoga kam, war die studierte Übersetzerin und MBA-Absolventin in diversen Führungspositionen für international ausgerichtete Verlagshäuser tätig.

www.yoga-on.com

## Bücher der Autorin

YOGA for EveryBody. 44 Basis-Asanas für Einsteiger, Knaur Verlag 2017
Yoga pur, O.W. Barth Verlag 2015
Yoga: Das große Praxisbuch für Einsteiger und Fortgeschrittene, Parragon 2012

## Tipps zum Weiterlesen

Dr. med. Christian Larsen, Christiane Wolff, Eva Hager-Forstenlechner:
Medical Yoga, Trias 2012
Dr. med. Christian Larsen, Christiane Wolff, Eva Hager-Forstenlechner:
Medical Yoga 2, Trias 2016
Gertrud Hirsche, Barbara Kündig: Rückenyoga, Trias 2014
Marcel Anders-Hoepgen: Rücken For Fit, Systemed 2013
Gary Kraftsow: Kraftquelle Yoga, Via Nova 2007
Leslie Kaminoff: Yoga Anatomie, Riva 2013
Romeo Rittiner, Dr. med. Ingrid Hobert: Yogatherapie und ganzheitliche Medizin,
Via Nova 2017

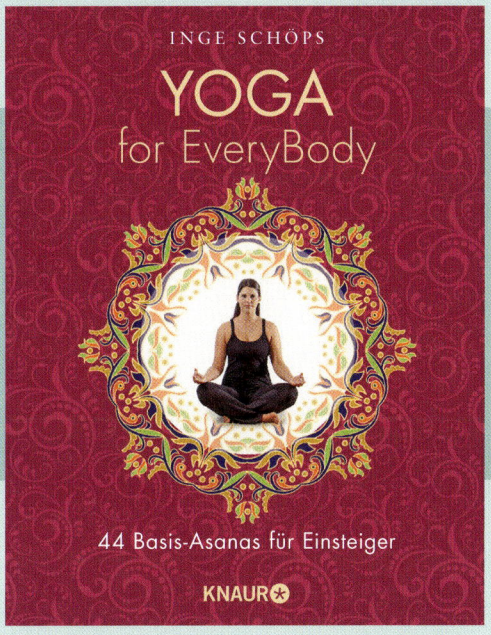

978-3-426-87752-4

**Inge Schöps**

# YOGA for EveryBody
## 44 Basis-Asnas für Einsteiger

Die Bestsellerautorin und gefragte Yoga-Lehrerin Inge Schöps präsentiert im ersten Teil der neuen Reihe Yoga for EveryBody die 44 wichtigsten Asanas speziell für Einsteiger. Ihr Programm ermöglicht einen kompakten Schnellein-stieg ins Yoga. Die Auswahl der Asanas ist ausgewogen und ergibt im Ganzen eine komplette Yoga-Stunde. Dabei werden alle Körperregionen gleicher-maßen angesprochen und in Kraft, Ausdauer und Flexibilität geübt.

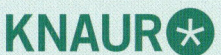